U0285121

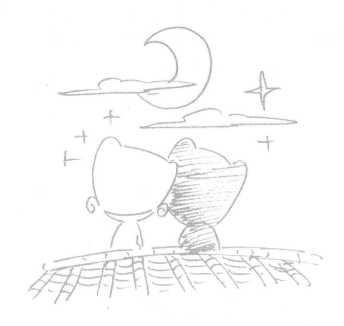

0~3 岁婴幼儿穴位按抚图解

董俊佐　李苏淼　著

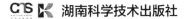

湖南科学技术出版社

图书在版编目（CIP）数据

0～3岁婴幼儿穴位按抚图解 / 董俊佐　李苏淼著. -- 长沙：湖南科学技术出版社，2018.2
ISBN 978-7-5357-9706-3

Ⅰ. ①0… Ⅱ. ①董… ②李… Ⅲ. ①小儿按摩穴位－图解
Ⅳ. ①R224.2-64

中国版本图书馆 CIP 数据核字 (2018) 第 027185 号

0～3SUI YINGYOUER XUEWEI ANFU TUJIE
0～3 岁婴幼儿穴位按抚图解

著　　者：董俊佐　李苏淼
责任编辑：李　忠　姜　岚
特邀编辑：王　卉
出版发行：湖南科学技术出版社
社　　址：长沙市湘雅路 276 号
　　　　　http://www.hnstp.com
湖南科学技术出版社天猫旗舰店网址：
　　　　　http://hnkjcbs.tmall.com
邮购联系：本社直销科 0731-84375808
印　　刷：深圳市金丽彩印刷有限公司
　　　　　（印装质量问题请直接与本厂联系）
厂　　址：深圳市福田区八卦四路利嘉大厦
邮　　编：518000
版　　次：2018 年 2 月第 1 版
印　　次：2018 年 2 月第 1 次印刷
开　　本：880mm×1230mm　1/32
印　　张：7
书　　号：ISBN 978-7-5357-9706-3
定　　价：43.00 元

爱是一剂特有的良药

　　祖辈从医数十载，家中几代人的身体都是通过吃中药、推拿、针灸、艾灸以及刮痧调理。从小在这种氛围中，我切身感受到中医文化的神奇和伟大，中医理论更是让我着迷——"阴阳者，天地之道也，万物之纲纪，变化之父母，生杀之本始，神明之府也，治病必求于本""明于阴阳，如惑之解，如醉之醒"。多么美妙的语言，其哲理玄奥，冥冥反映着宇宙的图式。

　　幼年时留存于心的敬畏和向往，激励着我这些年努力成为一个中医师，研习董氏的推拿按抚手法。但遗憾的是，兵燹屡经，书版久废，曾祖父那套配穴方法没有机会以文字形式传承下来。直到2017年元月的某天，家兄闲聊时说："可惜我没学会望闻问切，如果能学点祖辈那套推拿手法的皮毛，让小孩生病时舒坦些，好得快些，这也算是一种传承了。来来，先帮我写几个常用的（配穴方案）。"

那一刹，兄弟的话提醒了我，是该为孩子们做些事情了。回想从医这些年，每每见到年幼的孩子被匆匆送去医院，冰冷的尖针刺破皮肤，药液输入血管，婴幼哭嚎，父母心疼……场面极其混乱。家长一方面期盼着喝下去的药、扎下去的针立刻生效，另一方面对于连带的副作用不知道该如何取舍。孩子受苦，大人心力交瘁，每分钟过得都是难熬。为人父的我完全能体会患儿父母的那种复杂和纠结，我也恨不得有一双神奇的手，可以立马交还给他们一个健康活泼的孩子。

把一个新生命带到世上，养育成人，父母会竭尽所能给予孩子宠爱、关注和守护。但当孩子遭遇身体的疾病和痛楚，很多人除了自责、抗拒、抓狂，根本不知自己还能做些什么。"每患药饵为小儿之所苦，思得是术以佐理之。"我们要学会冷静观察，学习基础的医卫知识，然后去找寻对孩子真正安全有效的疗愈办法，努力使自己成长为更有能力的父母，为孩子健康护航。

"反复感冒、发热、咳嗽怎么办？"

"常常厌食、积食，个子不见长怎么办？"

"面色蜡黄，经常腹泻怎么办？"

"不肯睡觉，每晚哭不停怎么办？"

在众多自然疗法中，特别是在0~3岁的婴幼儿时期，正确的穴位按摩抚触，是最行之有效、绿色安全的疗愈方法之一，对常见的呼吸系统疾病和一些消化系统疾病疗效非常好。"小儿虽无病，早起常以膏摩囟上及手足心，甚辟寒风"，这是唐代孙思邈在《备急千金要方》中关于小儿按抚防治风寒侵体的描述。

所以，不要低估这种自然疗法，它乐不施药，功于指上，机触于外，巧生于内，可快速地调动孩子自身的能量，及其体内的气血分布，重新让脏腑和经络回归阴阳调和的状态。孩子不会有不适，甚至会觉得是一种享受，稚嫩的身体在治疗过程中得到修复，幼小的心灵在亲密关系中获得更深层次的亲子交流。

许多父母对自己做"家庭医生"疑虑重重，尤其对亲手处理孩子的小病小痛倍感担心。担心自己没有基础，能不能学会手法？能不能找准穴位？会不会适得其反？我想这也许是所有初学按抚的父母都心存疑惑的地方。

小儿疾病瞬息万变、刻不容缓，万不可疏忽大意，正所谓"善为医者，行欲方而智欲圆，心欲小而胆欲大"。如果未见急重病情，在对孩子身体状况有明确诊断和预判的前提下，除去疑惑和畏难心理，选择小儿按抚是明智的。因为孩子的身体灵敏通透，经络表浅，不需要用很大的力道和很复杂的技巧去推按，只要通过科学规范的手法，适当作用于脏腑经络，就可以高效、安全、预后佳。

按抚时，术者要身心放松、思想集中，即"要全副慈善念，无半点浮躁气"。手法轻快柔和、平稳着实，所用力度和频率始终如一，紧贴穴位的表面，轻而不浮。另外，无论用按抚来进行小儿保健或治疗慢性病，都不是一两日之功，常需积以时日，效果才能逐渐显现。所以，按抚十分考验术者的信心、耐心、爱心和恒心。

最了解自己的孩子还是各位父母。如果，把爱看作是一剂特有的良药，那么从某种意义上说，医生不一定胜过父母。对孩子的爱，父母能给予的是其他人无法超越的。反过来，孩子接受按抚，减少生病机会的同时，也会在爱的包围中被融化、被感动，再用爱来回应父母。

本书分为四部分，力图有的放矢，循序渐进，提供实操实用的帮助。问答部分，主要列举一些临床诊疗时经常被问到的儿科问题，为读者答疑解惑。穴位部分，重点介绍53个特定穴的辨穴定位，以免读者盲目取穴或穴位补泻辨证不清。常见病诊疗部分，提供14种婴幼儿常见疾病的配穴方案和手法操作，以便父母快速准确地帮助孩子疏通经络，调和气血，开脏腑闭结，扶正祛邪。日常保健部分，体现了按抚的辅助功能，针对视力保护、增高、助眠等提出了相应保健方案。

　　书将付梓，但心有惶惕，恐自己年纪尚轻，有些拙稚还望读者海涵并指正。在此，我要感谢陪伴我一路走来的人们，尤其是那些可爱的孩子和他们的长辈，是你们给了本书宝贵的临床经验，也给了我信心和力量。

　　谢谢！

作者

戊戌年正月

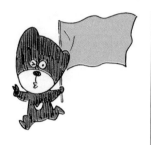

么么熊

星座：巨蟹座

别称：么么先生

生日：7 月 20 日

形象介绍：外表萌态可掬，没有强健的体魄，也没有过人的胆量，遇事爱躲在其他人身后，常常为了让自己变得勇敢而烦恼。最好的朋友是活泼好动的阿满。

性格特写：怂熊一只，胆小怕事，总是表现出一副惊恐的样子，但内在有一颗细腻且温暖的心。关键时刻，也能剑走偏锋，挺身而出，守护身边的人。

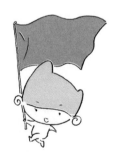

阿满

星座：双子座

英文：Gene 吉恩

（寓意为有高贵血统的）

生日：6 月 2 日

形象介绍：精力旺盛，整天动来动去停不下来，常常会弄伤自己，爱问"为什么"，是个话唠宝宝。么么熊是他的好朋友兼保姆，收拾他的烂摊子。

性格特写：熊孩子一个，调皮捣蛋，对任何事物都充满好奇，一半是"天使"，一半是"恶魔"。

1 第一章 你问我答
　　　　　—— 小儿按抚 31 问

3 简单说什么是小儿按抚疗法？该疗法是我国独有的吗？

3 按抚疗法的历史，在我国最早可以追溯到什么时候？

4 历史上有名的小儿推拿著作留存有哪些？

4 这种疗法在年轻父母中的接受度为什么越来越高？

4 按抚适合所有孩子吗？ 3 岁以前会不会太小？又有哪些禁忌证？

5 小儿按抚操作时要注意什么？

5 小儿年龄是如何分期的？

6 孩子的生理特点是"脏腑娇嫩，五脏六腑形气未充"，该怎么解释？

6 除脏腑娇嫩之外，小儿还有什么生理特点？

6 孩子五脏六腑的形气皆属不足吗？各脏腑间有没有什么差别？

6 "肝常有余""心常有余"又要如何理解？

7 五行相生相克中，土生金，而脾（土）肺（金）常不足，是互相影响的吗？

7 某些孩子有"五迟五软"的问题，这与肾气有关吗？

8　孩子的体质分哪几种，体质对疾病防治影响大吗？

8　小儿有哪些病理特点？

8　儿科诊断的方法有哪些？

9　如何从孩子的神情看出问题？

9　小儿的面部五部分和五脏的关系是什么？

9　体现在孩子面部气色上的青、赤、黄、白、黑，该如何解读？

10　可以从孩子身体各部位的动静姿态及变化，了解其身体状况吗？

10　"神者，目中光彩"，可以从孩子的眼睛中判断出健康状况吗？

11　有些孩子睡觉时眼睑半开半闭，是病吗？眼睑可以传递出哪些信息？

11　舌诊是诊察疾病时非常重要的部分，需要大致了解哪些内容？

12　舌苔是最直观的显现，如白腻苔、黄厚苔都是很常见的舌象，中医
怎么解释？

13　有哪些二便问题真正值得重视？

14　形色、气味变化不大的小便，其中隐藏哪些健康隐患？

15　去看医生时，儿科医生通常会查看孩子的指纹，是有什么依据？

16　指纹显露发生变化时，指向何种身体问题？

16　孩子的啼哭声是否也有区别？

16　我们常说的斑和疹，有什么区别？

17　小儿易患的湿疹和手足口病，能简单介绍下吗？

19　　第二章　借我一双温柔手
　　　　　　　——手法与 53 个常用特定穴

21　　第一节　手法

25　　第二节　小儿按抚 53 个常用特定穴

26　　　　　（一）头面部常用穴位

　　　　　　　坎宫　天门　牙关（颊车）　百会　囟门　耳后高骨

　　　　　　　天柱骨　太阳　迎香

32　　　　　（二）胸腹部常用穴位

　　　　　　　腹　中脘　天枢　天突　胁肋

36　　　　　（三）腰骶背部常用穴位

　　　　　　　脊柱　肩井　大椎　肺俞　脾俞　肾俞　七节骨　风门

42　　　　　（四）上肢部常用穴位

　　　　　　　脾经　肝经　心经　肺经　肾经　胃经　大肠　小肠

　　　　　　　四横纹　板门　小天心（鱼际交）　内八卦　掌小横纹

　　　　　　　总筋　外劳宫　一窝风（乙窝风）　膊阳池（外间使）

　　　　　　　天河水　三关　六腑　二扇门　二马穴（二人上马）

　　　　　　　威灵　精宁　五指节　运土入水（补法）　肾顶

63　　　　　（五）下肢部常用穴位

　　　　　　　箕门　足三里　丰隆　涌泉

67　**第三章　父母是孩子最好的医生**
　　　　——家庭防治 14 种常见病

70　感冒：就像打不败的小怪兽

78　发热：别怕，妈妈做你的守护天使

84　咳嗽：咳咳咳，就是咳不停

95　哮喘：妈妈，我有点憋得慌

101　鹅口疮：得了鹅口疮，竟是因为太过干净

107　呕吐：脾胃，难伺候的"小主子"

114　疳积：无积食不成疳，你真的喂太多了

120　腹泻：一言不合就腹泻，要如何是好

128　便秘：就要多喝水？套路不是万金油

135　惊风：这是一种什么风

142　盗汗：汗被偷走是大事儿吗

148　夜啼：天惶惶地惶惶，这是一个夜哭郎

153　遗尿：我又尿床了，是不是很笨

163　小儿肌性斜颈：好好的小树苗，怎么就"歪了脖"

169　第四章　愿你茁壮
　　　　——小儿6套日常保健法

172　增高助长不烦忧

177　吃嘛嘛香壮宝宝

180　紧张焦虑胆小鬼

184　我家有个夜猫子

190　孩子眼里有太阳

195　捏捏背脊身体棒

200　附　小儿标准经络穴位图

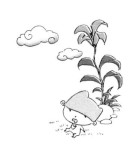

第一章

你问我答

——小儿按抚 31 问

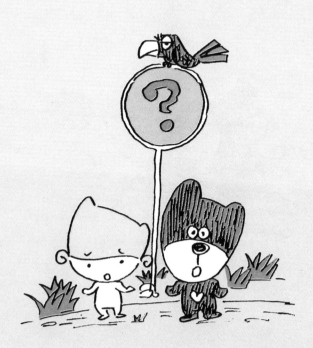

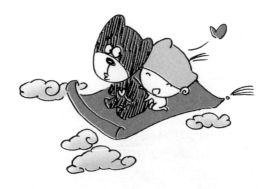

Q：简单说什么是小儿按抚疗法？该疗法是我国独有的吗？

A：小儿按抚疗法即用手触及孩子肢体的某些部位和穴位，根据不同情况，采取不同的手法操作以求达到疏通经络、调和气血、平衡阴阳、促进机体自然抗病能力的防病治病方法。

这种疗法，在世界范围内都是有类似的记录和应用的。例如，古埃及医学经典里就有用按抚来治疗婴儿哭闹不止的方法；印度的医学典籍中也列举了一些利用抚触帮助患儿恢复健康的事例；而哥伦比亚人更是受袋鼠哺育法的影响，把婴儿直立着包裹在母亲胸前的衣服中，和母亲形成亲密的肌肤接触，结果发现，这种方式不仅能让婴儿睡得更熟、更香、更少哭闹，学步也较其他婴儿要早；墨西哥人也经常会用按摩的方式治疗婴幼儿的腹胀、便秘、消化不良、腹泻及呕吐等症，效果显著。

Q：按抚疗法的历史，在我国最早可以追溯到什么时候？

A：早在隋唐时期就有用按抚治疗小儿疾病的记载，如唐代孙思邈所著《千金要方》中记载了由甘草、防风、雷丸、白术、桔梗 5 味药物组成的五物甘草生摩膏方，"治少小新生肌肤幼弱，喜为风邪所中，身体壮热，或中大风受阻惊掣"；唐《外台秘要》记载用按摩头面及脊背以防治小儿夜卧不安；宋《苏沈良方》中有掐法治疗脐风、口撮等症的记载。但此时，小儿按抚推拿并没有形成一个独立完整的体系。到 16 世纪末，四明陈氏在前人的基础上，从理论和实践两方面对此疗法做了总结，写成了中国第一部小儿推拿专著《保婴神术》，又称《小儿按摩经》，被收录在《针灸大成》中，得以流传。从此，小儿按抚推拿作为独立一科，为防治治疗小儿疾病做出了重要贡献。所以说，其独特体系的形成是在明、清时期。

Q: 历史上有名的小儿推拿著作留存有哪些?

A: 著作包括《小儿按摩经》《小儿推拿秘诀》《小儿推拿广意》《幼科推拿秘书》《保赤推拿法》《厘正按摩要术》等。这些著作使小儿按抚推拿理论更为完善,为当时婴幼儿的医疗保健做出了很大的贡献,同时也为今天这一疗法的发展,奠定了良好的基础。

Q: 这种疗法在年轻父母中的接受度为什么越来越高?

A: 很多现代研究表明,按摩抚触可以提高免疫力,增强身体抗病能力,促进婴幼儿生长发育,辅助其安然入睡。经常接受按摩的婴幼儿,肠胃蠕动很正常,极少有便秘的情况发生。其他的,例如眼睛追随运动、手指运动、听觉反应等也明显灵活了许多。

而且越来越多年轻父母了解到西药滥用的危害,对于防治疾病和调理亚健康,想用副作用相对较小的中医药方法来治疗,但孩子服用中药困难,针灸又难接受。按抚是一种良性、有序、和缓安全且具有双向调节性的物理刺激,易被孩子的内脏或形体感知,从而产生功效。所以,能让孩子远离抗生素的按抚疗法,自然接受度越来越高。

专业的保育人员,更是需要掌握这门技能,给予婴幼儿更精心、更专业的照顾,帮助其身体功能良好发育,促进其身心健康发展。

Q: 按抚适合所有孩子吗? 3 岁以前会不会太小 ? 又有哪些禁忌证?

A: 对于小儿一般的常见病都可适用,如对外感、发热、咳嗽、气喘、腹泻、呕吐、厌食、疳积等都有良好效果。对小儿急慢惊风、麻疹、水痘、麻痹等症也都有开窍镇静、透发解肌及增长肌肉的作用,可作为配合医生专业治疗之外的辅助治疗。需要注意，但凡孩子有皮肤破损、溃疡、创伤等外科疾患，均不宜采用按抚疗法。

此外，关于年龄的问题，3 岁以前接受按摩抚触，只要手法正确，力道均匀柔和，使孩子对手法产生十分舒适的感觉，就是安全且有效的。

Q：小儿按抚操作时要注意什么？

A：①环境要求。清洁卫生，温度适宜，空气流通。②操作者的要求。手的温度要适宜，经常修剪指甲，操作前洗手。③辅料的应用。滑石粉，葱、姜汁，爽身粉，薄荷水，温水等。④按抚用手。一般以小儿的左手为主，也有的流派左右手都做。⑤注意时间长短、力道速度的把握。

Q：小儿年龄是如何分期的？

A： 新生儿期　出生至 28 天

幼儿期　28 天 ~ 1 岁

幼儿期　1 岁 ~ 3 岁

幼童期　3 岁 ~ 7 岁

儿童期　7 岁 ~ 12 岁

孩子年龄的分期也往往与许多疾病的发生有密切关系。在临床上一些疾病的发病年龄有以下特点：脐风、胎黄、脐湿、脐疮、脐血等见于出生 1 周内；鹅口疮、脐突、夜啼等多见于新生儿和乳婴儿；腹泻多发于婴幼儿；肾炎多见于幼童或儿童。某些传染病也与年龄有关，如麻疹多发于出生 6 个月以后，水痘、百日咳、白喉等在学龄前期多见。

Q：孩子的生理特点是"脏腑娇嫩，五脏六腑形气未充"，该怎么解释？

A：脏腑指五脏六腑；形气指形体结构、精血、津液和气化功能。这句话的意思是说五脏六腑成而未全，全而未壮。其形体结构、四肢百骸、筋骨筋肉、精血津液、气化功能都是不够成熟和相对不足的，具体表现在肌肤柔软娇嫩、腠理（皮肤、肌肉的纹理）疏松、气血未充、脾胃薄弱、肾气未固、神气怯弱、筋骨未坚等方面。这种生理现象主要体现在3岁以下的婴幼儿。

Q：除脏腑娇嫩之外，小儿还有什么生理特点？

A：虽说小儿时期机体各组织器官的形态发育和气化功能都是稚弱的，但其生机蓬勃、发育迅速也是一大特点，他们不断成熟和完善并向成人方向发展。这好比旭日东升，草木方萌，蒸蒸日上。

Q：孩子五脏六腑的形气皆属不足吗？各脏腑间有没有什么差别？

A：差别是有的。其中以肺、脾、肾三脏表现更为形气不足，而心、肝两脏相对有余。根据小儿五脏"三不足两有余"的特点，可以进一步认识小儿的生理特点。

Q："肝常有余""心常有余"又要如何理解？

A：所谓肝常有余，不是指小儿肝阳亢盛的病理概念，而是指小儿生长旺盛易动肝风。心常有余，同样不是指小儿心火亢盛的病理概念，而是指小儿发育迅速、心火易动。

Q：五行相生相克中，土生金，而脾（土）、肺（金）常不足，是互相影响的吗？

A：脾常不足，这是针对小儿脾胃薄弱而言。脾为后天之本，主运化水谷精微，为气血生化之源。小儿发育迅速，生长旺盛，营养精微需求相对要多；而小儿脾胃薄弱，运化未健，若稍有饮食不节，饥饱不适，易损伤脾胃而生病。

肺主皮毛，肺脏娇嫩。肺常不足，这是针对小儿卫外功能不足而言，易为外邪所侵，故小儿比成人更易患时行疾病。同时脾与肺为母子关系，脾之运化赖肺气散布以滋养，肺之气化赖脾之精微而充养。故小儿脾胃薄弱，肺气也薄弱，两者肯定是互相影响的。

Q：某些孩子有"五迟五软"的问题，这与肾气有关吗？

A：五迟是指立迟、行迟、语迟、发迟、齿迟，五软是指头项软、口软、手软、足软、肌肉软，均属于小儿生长发育障碍病症。肾为先天之本，肾中元阴元阳为生命之根。小儿生长发育、抗病能力以及骨髓、脑髓、发、耳、齿等正常发育和功能皆与肾有关。所以五迟五软与肾有很大的关系，可以考虑是肾精不足或肾气阴两虚所致。当然，也有一部分是因为后天喂养不当，伤了脾胃所致。婴儿出生，发育还不够成熟，脏腑娇嫩，本就气血未充、肾气未盛——这是小儿故有的肾常不足的生理特点。

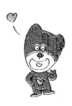

Q：孩子的体质分哪几种，体质对疾病防治影响大吗？

A：小儿常见的体质有 4 种——湿热体质、痰湿体质、阳热体质、虚寒体质。孩子的体质决定了疾病的发展方向，不同体质的孩子治疗的方向不同，小儿最容易从阳化热，故多火气大，调理也有不同的针对方向。

Q：小儿有哪些病理特点？

A：易于感触——即容易感染病邪，容易发病。小儿肌肤疏薄，脾胃不足，抗病力弱，加上寒暖不能自调，饮食不知自节，一旦调护失宜则易于感触病邪，特别是肺脾肾三脏病症最多。

易于传变——即病后容易发生变化，传变迅速。小儿脏腑娇嫩，内脏精气未充，感邪之后最易传变。

易虚易实——虚实主要是指人体正气强弱与病邪的盛衰。小儿患病以后实证可以迅速转化为虚证，或者虚实并见、正虚邪实、虚实错杂的证候。

易寒易热——寒热主要是指疾病病理表现的两种不同证候。小儿发育旺盛，易患时行疾病，并易从热化。但毕竟脏腑薄弱，邪气易实，正气易伤，故热病又易寒化。

易趋康复——小儿生机蓬勃，又少七情之害，脏气清灵，反应灵敏，疾病比较单纯。故小儿患病以后，只要辨证正确，治疗及时，护理仔细，也易康复。

Q：儿科诊断的方法有哪些？

A：儿科诊断依然是望、闻、问、切 4 种方法。由于小儿具有独特的生理病理特点，疾病的表现形式也常与成人有所不同，所以儿科四诊亦有其自己的特点。在儿科四诊中，望诊最为重要。闻诊是指用听觉和嗅觉来诊察疾病，主要包括听声音和闻气味两个方面。

Q：如何从孩子的神情看出问题？

A：首先要观察精神状态。凡精神振作，两目有神，表情活泼，面色红润，呼吸调匀，为气血调和、非常健康的表现，或虽有病也多轻浅易愈。反之，精神委靡，两目无神，面色晦暗，疲乏嗜睡，表情呆滞或痛苦烦躁，呼吸不匀，为有病且病情较重的表现。

Q：小儿的面部五部分和五脏的关系是什么？

A：一般以左腮主肝，右腮主肺，额上主心，鼻主脾，颌主肾，结合五色之变化，可推测脏腑寒热虚实的变化。

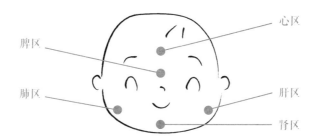

心区

脾区

肺区

肝区

肾区

Q：体现在孩子面部气色上的青、赤、黄、白、黑，该如何解读？

A：孩子的情绪、光线强弱及环境温度等对面部色泽会有一定影响，所以要在安静未哭之前，尽量在自然光线下细心诊察。

面呈青色，多为寒证、痛证、瘀证、惊风或惊恐之证。例如，面色青白并见乍青乍白、皱眉痛苦，多为里寒腹痛；面色青灰、两目呆视要注意惊风先兆。

面呈赤红色，多为热证。例如，面红耳赤、咽痛脉浮为风热外感；面颊红赤、唇红口臭，多为食积化热。新生儿面色红嫩为正常。

面呈黄色，多为脾虚或湿盛。例如，面色萎黄，肌瘦腹胀，为疳积之证，属脾虚失运；面黄无华，伴白斑，多有寄生虫。

面呈白色，多为寒证、虚证。例如，面白无华、唇色淡白为血虚；外感初起，风寒束表，也可见面色苍白。

面呈黑色，多为寒证、痛证、水饮之证。例如，面色青黑、手足逆冷，多属阴寒；面色青紫发黑或兼见腹痛呕吐，应注意食物中毒。

Q：可以从孩子身体各部位的动静姿态及变化，了解其身体状况吗？

A： 当然是可以的。健康的小孩身体各部位发育正常、活动自如，无痛苦不适的表现。若发育异常，活动不适，皆为病态。如细心观察，孩子的一些小动作也有大学问，如喜搓眼，可能表明内有肝风；频繁揉耳，提示肾阴不足；抠嘴，也许是脾胃湿热；抠鼻，肺热。

Q："神者，目中光彩"，可以从孩子的眼睛中判断出健康状况吗？

A： "目为肝之窍，五脏六腑之精皆上注于目。"健康的孩子反应灵敏，神采奕奕，是脏腑气血充盈，精力充沛的表现。若两目无神，神色呆滞，或闭目不视，或欲闭不闭，欲开不开，反应迟钝，是脏腑气血受损的病态表现。

除此之外，还要注意观察两目的白睛、瞳子的变化——白睛红赤为热，或风热外感，或肝火上冲；白睛出血，为热伤血络；白睛黄染，为黄疸；白睛有蓝斑，为虫证所致；目睛上窜斜视为惊风之证。

Q：有些孩子睡觉时眼睑半开半闭，是病吗？眼睑可以传递出哪些信息？

A： 眼睑下垂，开合无力，为脾虚。自幼发生此症，长期遮住瞳孔，容易成失用性弱视，应引起足够重视。

睡中露睛，眼睑半开半合，亦属脾虚。从生理角度来讲，小儿五脏六腑处于生长发育状态，需要大量的营养物质，脾胃承受着很大的压力与负担。一旦因饮食不节或疾病等各种因素困扰，极易发生脾胃功能失调。小儿睡卧露睛的治疗可采用捏脊疗法，大人也无须担心，而且有些是先天性的露睛。

小儿眼睑浮肿最常见于小儿急性肾炎，多发于秋凉季节。小儿肾炎属自身免疫性疾病，70%~80% 的患儿有浮肿，而浮肿最早出现的部位是眼睑，尤以清晨起床时最为明显。

此外，目眶凹陷，为阴液耗伤；眼结膜苍白，为气血不足；目内外眦赤痛，为心火；睑缘赤烂，为脾热。

Q：舌诊是诊察疾病时非常重要的手段，需要大致了解哪些内容？

A： 我们常把舌诊称为中医的胃镜，察舌包括观察舌体、舌苔、舌质等。舌体，是舌的肌肉脉络组织。舌尖属心肺、舌中属脾胃、舌根属肾、舌两侧属肝胆。舌质的变化主要反映脏腑的虚实和气血的盛衰。舌苔，是舌体上附着的一层苔状物，由胃气所生。所谓"胃中生气"是指脾健运化，胃主受纳，脾胃生理功能正常则舌上可现一层薄润的

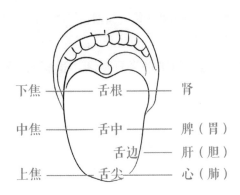

下焦	—— 舌根 ——	肾
中焦	—— 舌中 ——	脾（胃）
	舌边 ——	肝（胆）
上焦	—— 舌尖 ——	心（肺）

舌苔。舌苔的变化主要用来判断感受外邪的深浅、轻重，以及胃气的盛衰。正常舌体柔软，活动自如，颜色淡红，舌面有薄薄的、颗粒均匀、干湿适中的白苔，常描述为"淡红舌、薄白苔"。

Q: 舌苔是最直观的显现，如白腻苔、黄厚苔都是很常见的舌象，中医怎么解释？

A: 白厚腻苔——饮食不节，胃有积滞后舌苔会变厚。如嗜食水果冷饮、长期大量食用阴寒食物（如牛奶、豆浆、鸡蛋、海鲜等），就会打击脾胃阳气，导致舌苔白厚。用按抚的方法，消积化食即可。

黄厚苔——为热象。孩子饮食不节，开始舌苔是白厚，积久生热以后白苔变黄苔，或者嗜食鱼、肉、虾、辛辣重口味等热性高能量食物，脾胃稚嫩无力消化，积滞变为舌苔黄厚。胃热上下传导，上传导致肺热，此时会伴有口臭、咽喉肿痛、扁桃体红肿等；下传大肠，则导致肠燥便秘、肛门红痛等。此时需消积导滞清热。

苔厚舌尖红——热象一步步蔓延，再进一步舌尖开始变红，此时为心火渐旺，有的甚至舌尖溃疡破烂。此时孩子容易烦躁多动，入睡困难，夜卧不宁。此时除消积导滞外，还需清心火，补肾水，以水克火，水火既济，上下安宁。

舌红苔少或无苔——此时胃就像烧红的锅一样，阴虚火旺，已经快要烧干。内热已盛，非常容易咽喉红肿、扁桃体发炎、口舌生疮、口腔溃疡反复发作、消谷善饥、烦躁多动、睡眠不实、多汗盗汗、大便干硬如羊粪等。此时需滋阴清热。

地图舌——舌苔一块块剥落，状如地图。此种病症一般由于孩子胃气虚弱，饮食过多过杂，损伤胃阴胃气，肠胃功能紊乱所致。表现为大便不调，或稀溏或便秘，或兼而有之。此时需清热滋阴，养足胃气。

Q：有哪些二便问题真正值得重视？

A：养育孩子，不仅仅是单纯的屎尿之事，还有更多细节需重视。例如：凡大便燥结或形如羊屎，为里热内结或为阴虚内热；大便稀薄泄泻为腹泻，有寒热虚实之分；大便泄泻清冷或溏稀，兼见面白肢冷、纳呆神倦为脾肾两虚。

黑色大便：排除特殊药食干扰，黑便通常意味着有消化道出血现象，且多为上消化道出血。如果血色鲜红不与粪便混合，仅黏附于粪便表面或于排便后有鲜血滴出或喷射出，提示为肛裂、肠息肉等引起的出血。

绿色大便：若大便呈绿色，粪便量少，黏液多，属饥饿性腹泻。此外，有些吃配方奶的婴儿，排出的粪便呈暗绿色，其原因是配方奶中都加入了一定量的铁质。

灰白色大便：各种原因所致的胆道阻塞患儿会排出灰白色的大便。

此外，进食牛奶过多时，产生的脂肪酸与食物中的矿物质钙和镁相结合，粪便也可呈现灰白色，质硬并伴有臭味。

水样大便：多见于食物中毒和急性肠炎。如为蛋花汤样，夹有白色凝块或食物残渣且有酸臭味，则以食滞的可能性大。

泡沫样大便：大便泄泻稀薄清冷夹有泡沫为风寒，大便泄泻黄浊臭秽为湿热。而当孩子偏食淀粉类或糖类食物时，会使肠腔中食物加速发酵，粪便带有泡沫。

奇臭大便：当孩子偏食含蛋白质的食物时，胃液的酸度降低，使蛋白质不能充分地消化吸收，再加上肠腔内细菌的分解代谢，大便往往奇臭难闻。

发亮大便：当孩子进食脂肪过多时，在肠腔内会产生过多的脂肪酸刺激肠黏膜，使蠕动增加，结果产生淡黄色液状和量较多的大便，有时大便发亮，甚至可以在便盆内滑动。

Q：形色、气味变化不大的小便，其中隐藏哪些健康隐患？

A：正常的尿液大多数为淡黄色液体，1岁以内婴幼儿小便较多。孩子身体健康状况可通过观察尿液颜色情况而知晓。体液流失，尿液浓缩，小便的颜色就会变深，而长期尿黄提示可能存在某种疾病。所以，孩子的尿黄是由两种原因引起的：一种是生理性的，另一种是病理性的。

生理性尿黄是上火的典型症状之一。孩子新陈代谢快，而消化系统发育不成熟，消化酶活性低，承受不了饮食质和量的较大变化，容易引起"内热"。饮食不当或喂养方式不妥都可引起尿黄。

病理性的小便黄短涩痛，主热，为湿热下注，膀胱不利，即为尿路感染。但新生儿和婴儿尿路症状并不明显。大多患儿只出现发热、不愿吃奶、脸色苍白、呕吐、腹泻、腹胀等症状。此外，小便异常还包括：小便清长，夜尿较多，主寒，为肾阳不足，膀胱气化不利；小便浑浊如米泔之水，为脾胃虚弱，乳食积滞；小便深红而少，为湿热伤络血尿之证；小便不利，多见于水肿；小便频数属尿频，睡中不自主地排尿为遗尿。

Q：去看医生时，儿科医生通常会查看孩子的指纹，是有什么依据？

A：看指纹是儿科特有的一种诊断方法，用于 3 岁以下的婴幼儿。指纹是指小儿两手虎口至示指（食指）两侧的浅静脉，按部位分为风、气、命三关：风关，指掌第 1 节；气关，指掌第 2 节；命关，指掌第 3 节。

诊察时，用一手握住孩子的示指，用另一手拇指轻轻沿其示指桡侧从命关推向风关，以观察指纹显露情况。正常小儿指纹多数为红黄隐隐在风关之内，若发生疾病，指纹的显露则发生变化。

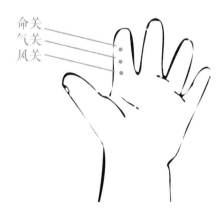

命关
气关
风关

Q：指纹显露发生变化时，指向何种身体问题？

A： 指纹主要观察浮沉、色泽、部位 3 个方面。

指纹的浮沉——浮指浮露易见；沉指沉隐难见。浮露主表，主外感新邪；沉隐主里，为病在里，或里实或里结。

指纹的色泽——鲜红而嫩者主外感风寒；红艳而深者主外感风热；红而紫者主邪热炽盛；红紫而滞者主热瘀血滞；青色为惊风或痛证；色淡为虚。

指纹的部位——现于风关，病轻浅易治；现于气关，病转重转深；现于命关，病情更为深重。若直透指甲，称为"透关射甲"，病情多危重。

Q：孩子的啼哭声是否也有区别？

A： 正常健康的孩子啼哭声洪亮而长，有泪。腹痛引起啼哭，声音尖锐，忽缓忽急，时作时止；若啼哭声尖锐阵作，伴呕吐及果酱样或血样大便，须考虑肠套叠；哭叫拒食，伴流涎烦躁，多为口疮；哭声嘶哑，伴吸气不利，多为咽喉肿痛；每每夜间啼哭，为夜啼；哭声低弱，目干无泪，为气阴衰竭。

Q：我们常说的斑和疹，有什么区别？

A： 斑和疹是常见于皮肤黏膜的两种疾病体征。凡形态大小不一，不高出皮面，颜色红紫，压之不褪色称为斑；凡形小如粟米，高出皮面，周围有红晕，压之褪色称为疹。

一般来说，斑属于血分，为热入血分或气不摄血所致；疹属气分，为风热郁于肺卫发于肌肤，同时扰动营血所致。斑和疹多见于外感温病和许多传染病的病程之中，是湿热邪毒外透的一种表现，其疹宜松活而不宜紧束。

Q: 小儿易患的湿疹和手足口病，能简单介绍下吗？

A: 湿疹是一种常见的过敏性炎症性皮肤病，以婴儿湿疹为多见，没有明显的季节性，在身体的任何部位均可发生。别名为"浸淫疮""绣球风"等，主要是由于饮食不节、湿热侵袭等原因，使脾胃失于健运，水湿不能正常排泄，郁于皮肤腠理之间而发生本病。临床表现为全身皮肤可见多发性皮疹，如丘疹、水疱、脓疱，往往是对称发病，阵发性瘙痒，夜间加重，而且易于复发。小儿按抚针对湿疹效果虽然没有西药快，但非常安全，不反复而且副作用极少，坚持得好可以根除。

手足口病首先是因为肠道的免疫力下降了，才容易感染。手足也就是四肢，脾主四肢，脾开窍于口。手足口病会引起疱疹，说明有水、有湿气，根源还是脾不运化水湿，而肠道又跟脾胃关系很密切。所以固护好脾胃，就可以有效地预防和治疗手足口病。

第二章

借我一双温柔手

——手法与 53 个常用特定穴

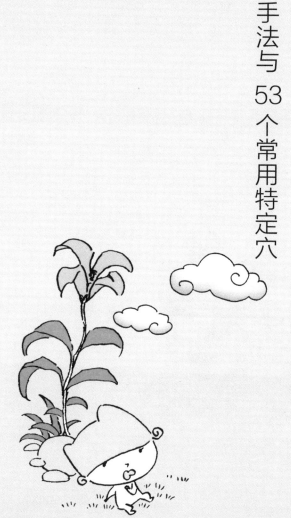

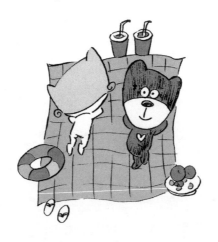

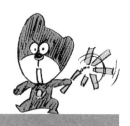

第一节 手法

什么是手法？《医宗金鉴·正骨心法要旨》所谓："法之所施，使患者不知其苦，方称为手法也。"小儿按摩抚触手法的特色在于轻、巧、柔和。

手法作用于人体有双重作用，第一是激发经络系统，激发人体自我修复的潜能；第二是对人体产生"破坏"，适当刺激发挥第一个功能。如果过度就会造成损伤，这个度就需要大量练习才能把握。

所以平时一定要多加练习，手法熟练以后，临床取穴准确，才能做到"一旦临证，机触于外，巧生于内，手随心转，法从手出"。反之，如果手法不熟练，前轻后重或前重后轻，操作的时候不认真，穴位也找不准，不仅仅会无功而返，最怕的是贻误病机。

按抚手法基本要求是：持久、有力、均匀、柔和，轻而不浮，重而不滞，快而不飘，渗透有知。

持久，持续作用于孩子的皮肤而不出现疲乏或者手法走样，使其皮肤和深层组织得到充分刺激。有力，指力度适当，过大容易损伤皮肤或者骨骼，过小又不能产生足够刺激，一般以使孩子感觉舒适，又有轻度酸胀感为宜；均匀，手法要有节律性，不可时快时慢，力度不可时大时小；柔和，手法作用力要缓和，要使孩子对手法产生十分舒适的感觉，像钢珠落在棉花上那样缓和，不能像钢珠落在钢板上那样生硬；渗透，以上几点做到了，就是渗透了，就是孩子感觉全身上下，由外到内都温热舒适。

常用手法有：推法、拿法、摩法、揉法、运法、掐法、捏法、捣法8种手法。

推法

推法指术者用拇指桡侧缘或示指（食指）、中指并拢用螺纹面（指腹），在选定的穴位上，轻度适宜地向上或向下做直线推摩。用力均匀渗透，保持一定的频率，每分钟200~300次，不要忽轻忽重，忽快忽慢。

推法中分补法、泻法、清补法3种。补法由指尖推向指根（向心推为补）；泻法由指根推向指尖，又称清法（离心推为泻或清）；清补法又称平补平泻法，由指尖推到指根，再由指根推到指尖，来回地推摩。小儿按抚中有一个穴位例外，清天河水是向心推。

推法是最常用手法之一，操作时一般都需要用介质（如婴儿油），推动时应柔和均匀，始终如一。

拿法

拿法指术者用拇指和示、中指两指在选定的某个穴位上（如拿列缺），同时相对地反复增减用力，一紧一松，属于强刺激手法之一；或术者以拇指和其他四指捏住某一部位的肌肉或者筋膜再提起，一起一落地捏起松开（如拿肩井穴），进行规律性提捏的方法。操作时用力要由轻而重，不要突然用力，动作要和缓而有连贯性。

摩法

摩法指术者用手掌掌面或右手示、中、环（无名指）三指的指纹面，附于一定的部位或穴位上，画圆似地缓和、慢慢揉摩的方法。通常在孩子的胸腹部由上至下或由左至右地摩转，即为摩法。操作时手法轻柔，速度均匀协调，压力大小适中，是这种手法的要求。频率一般是每分钟 120~160 次。

揉法

揉法指术者用拇指或示、中指螺纹面（指腹）按在选定的穴位上，指腹紧紧吸定在穴位上，不离其处，做顺时针或逆时针方向旋转揉动，产生旋转样感觉的方法。操作时压力轻柔而均匀，使该处的皮下组织随手指揉动而滑动，切记不可以在皮肤上摩擦。频率为每分钟 200~280 次（如揉二马穴）。

运法

运法指术者用左手托住孩子左手，以右手拇指或示、中二指并拢的螺纹面，由此穴位到彼穴位反复做弧形或环形旋绕推动。如自拇指根沿手掌边缘，经小天心（大小鱼际交界处凹陷中）推至小指根，称为运土入水；反之称为运水入土。用力不要太重，轻轻地、缓慢地在体表摩擦推动，不要带动深层肌肉组织。频率为每分钟 80~120 次。

掐法

掐法指术者用右手拇指指甲或拇、示二指指甲掐（掐指用指甲刺入）压孩子的某一穴位（如掐十宣），逐渐加大用力，使力达到深透能让孩子产生酸、麻、胀的感觉，又要避免掐破皮的方法。掐后多压出轻微的痕迹，有缓解疼痛的作用，是一种强刺激手法。

捏法

涅法指术者用示指的内侧面和拇指的指纹面同时用力提拿皮肤的方法。操作时，双手交替捻动向前，切记不可以拧转，应垂直地捏起，直线前进，用力以不痛为度。

捣法

捣法指术者用左手托住孩子左手，以右手示指或中指屈曲，用屈曲的指关节背面击打在选定的穴位上。如捣小天心，治疗眼疾，内视向外捣，外视向内捣。

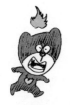

第二节 小儿按抚 53 个常用特定穴

小儿按抚中有相当一部分穴位是特有的，称为特定穴。大多数分布在头面和四肢，双手尤为密集，不仅具有孔穴点状，还有从某点至另一点成为线状和部位（面）状，操作大部分是直接作用于皮肤，因此与十二皮部的关系密切。小儿按抚穴位中，有部分穴位属于十四经穴，但其作用受小儿生理、病理特点的影响，而与成人经穴作用有所不同。

特定穴的命名一般根据脏腑、人体部位、作用功能、五行学说、山谷河流、建筑物体、动物名称、哲学名词等而定。其取穴方法同经络学说中取穴方法一样，即按体表标志、折量分寸、指量法取穴。《幼科推拿秘书》云："屈小儿中指节，度之为寸，折半为五分，非分寸之谓也。"

小儿按抚的穴位有其特殊位置及特殊作用，决定了在按抚操作时有特殊的操作手法。大多数穴位有其固定的操作过程，以手法名称加穴位名称构成小儿按抚特定的"操作名"，如"旋推脾经""按揉足三里"等。按抚特别强调手法的治疗量及补泻，故非常重视手法的次数（时间）、疗程、强度（轻重）、频率（速度）及方向等因素。

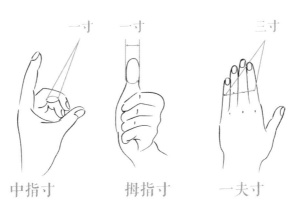

一寸　一寸　三寸

中指寸　拇指寸　一夫寸

（一）头面部常用穴位

坎宫

【位置】在两眉上，自眉头至眉梢成一线。

【操作】先以两拇指指端分别轻按鱼腰穴（瞳孔直上，眉毛中）一下，再自眉头起向眉梢做分推，称为推坎宫或推眉弓。

【主治】外感发热、惊风、头痛、目赤痛。

【运用】推坎宫穴能疏风解表，醒脑明目，止头痛。常用于外感发热、头痛，多与开天门、揉太阳等合用。若用于治疗目赤痛、惊风，常配合清肝经、掐揉小天心、清天河水等。亦可推后用捏挤法、掐按法，以增强疗效，掐按法一般只掐按眉头及眉中间。每天坚持给孩子推坎宫120次，可有效预防眼部疾病。

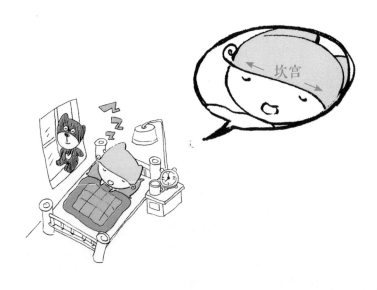

天门

【位置】两眉中间至前发际成一直线。

【操作】用两拇指桡侧或指腹自眉心向额上交替直推，称为"开天门"，又称"推攒竹"，推 30~50 次。若自眉心推至囟门，则称为"大开天门"。

【主治】风寒感冒、发热无汗、头痛、惊悸不安、精神委靡。

【运用】推天门穴有祛风散邪，疏风解表，开窍醒脑，镇静安神的作用，外感内伤均宜。常用于外感发热，头痛无汗等症，多与推太阳、推坎宫等合用；若惊惧不安，烦躁不宁，多与清肝经、清天河水等并用。对体弱汗出较多或维生素 D 缺乏性佝偻病的孩子应慎用。

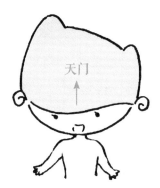

牙关（颊车）

【位置】耳下 1 寸，下颌角前上方一横指，用力咀嚼时，咬肌隆起处。

【操作】用拇指按或中指揉，按 5~10 次，揉 30~50 次，称为按颊车或揉颊车。

【主治】牙关紧闭、口眼㖞斜、齿痛、颊肿。

【运用】按颊车穴用于牙关紧闭，多与掐人中、掐十宣合用；若口眼㖞斜、齿痛、颊肿则多揉颊车，配合揉迎香、揉地仓、揉四白，具有疏风止痛的作用。现代常用于治疗三叉神经痛、颞颌关节炎、腮腺炎等。

百会

【位置】头顶前后正中线与两耳尖连线交叉点。

【操作】固定孩子头部，用拇指以适当的用力按之再轻轻揉动，稍微停顿时抬起拇指。抬起时宜动作缓慢，反复操作，约按揉30次。

【主治】昏厥眩晕、头痛、惊风、烦躁、失眠、久泻、遗尿、脱肛。

【运用】百会穴为安神定惊首选穴位之一，常与捣小天心、掐十宣等合用。头部"诸阳之会"，按揉百会可以提振阳气，治疗脱肛、慢性消化不良效果显著。不过需要注意的是，孩子有呕吐、恶心及痢疾、里急后重时，不可用本穴，易导致病情加重。针对"五迟五软"（详见第7面解释）的孩子，属于偏肾阳不足，以手法振百会，可很好地提升阳气。变应性鼻炎（过敏性鼻炎）的孩子可以艾条悬灸百会穴和涌泉穴。

囟门

【位置】前发际正中直上2寸，百会前骨陷中。

【操作】以两手扶孩子头部，两拇指自前发际向上交替推至囟门，再自囟门向两旁分推，称为推囟门。若囟门未闭合时，仅轻推至边缘。拇指端轻揉本穴，称为揉囟门。

【主治】头痛、惊风、鼻塞、烦躁、神昏。

【运用】操作时手法宜轻，不可用力按压。囟门也可用于保健，摩囟门能预防感冒，推、揉囟门能镇惊、安神、通窍。

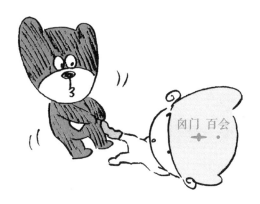

耳后高骨

【位置】耳后入发际骨下凹陷中，相当于风池穴。

【操作】拇指按或揉，称为按或揉耳后高骨，30~50 次。

【主治】外感发热、头痛、惊风、烦躁不安。

【运用】治疗小儿外感的四大基本按抚手法，即开天门、推坎宫、运太阳、揉耳后高骨，可以安神除烦，治神昏烦躁。这四大基本手法不管是风寒还是风热都可以用，而且都在头面部，不用脱衣服，不怕孩子着凉。按摩介质的选用，一般天气热可用平常的饮用水，天冷可用葱姜水；风寒用葱姜水，风热用饮用水。

天柱骨

【位置】颈后发际正中至大椎穴成一直线。

【操作】用一手示、中指并拢，用指腹由上而下直推，称为推天柱骨，推 100~500 次；或用刮痧板、酒盅、汤匙边蘸水自上向下刮，称为刮天柱，刮至轻度出痧即可。

【主治】呕吐恶心、外感发热、颈项僵痛、后头痛、惊风、咽痛。

【运用】推、刮天柱骨能降逆止呕。治疗呕恶可单用本法或与（腕）横纹推向板门、揉中脘等合用。治疗外感发热、颈项强痛多与拿风池、掐揉二扇门等合用。刮法可治暑热发痧。

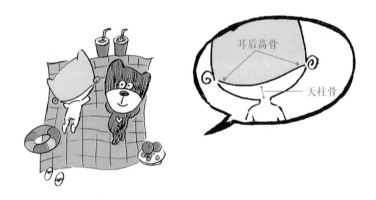

太阳

【位置】在两眉梢后凹陷处。有左为太阳，右为太阴之说。

【操作】两拇指桡侧自前向后直推，称为推太阳。用两拇指或中指桡侧指端揉该穴，称为揉太阳或运太阳。向眼方向揉为补，向耳方向揉为泻。一般运 24 次，每运 3 次后轻轻按一下。

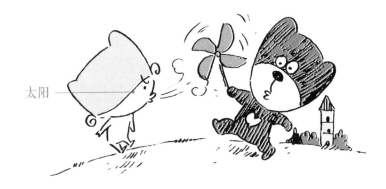

太阳

【主治】外感发热、头痛、惊风、眼疾。

【运用】推太阳主要用于外感发热，能疏风解表、清热、明目止头痛。若外感表实则用泻法；外感表虚、内伤头痛则用补法，也可消除疲劳，安神健脑。

迎香

【位置】鼻翼旁 0.5 寸，鼻唇沟中。

【操作】用示、中指揉，称为揉迎香。

【主治】鼻塞流涕。

【运用】鼻为肺窍，穴居两侧。鼻塞不闻香臭时，按揉之可以宣肺气，通鼻窍，使香臭得闻，所以称为迎香。用于感冒或者慢性鼻炎等引起的鼻塞流涕、呼吸不畅，效果较好。多与清肺经、拿风池合用。

（二）胸腹部常用穴位

腹

【位置】腹部。

【操作】有摩腹与分推腹阴阳之分。小儿仰卧，术者用两拇指端沿肋弓角边缘或自中脘（胸骨下端与脐连线中点）至脐，向两旁分推 100~200 次，称为分推腹阴阳。用掌面或四指摩腹 5 分钟，称为摩腹。逆时针摩为补，顺时针摩为泻，往返摩之为平补平泻。

【运用】摩腹能消食、理气、降气。治乳食停滞，胃气上逆引起的恶心、呕吐、腹胀等症，临床上多与运八卦、推脾经、按揉足三里等相配合；治小儿厌食症多与滑板门、运八卦、摩腹、捏脊等相配合。分推腹阴阳能健脾和胃，理气消食。补法能健脾

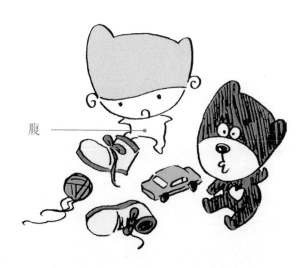

腹

止泻，用于脾虚、寒湿型腹泻；泻法能消食导滞、通便，用于治疗便秘、胀腹、厌食、伤乳食泻等，多与分腹阴阳同用；平补平泻则能和胃，久摩之有消食积、强壮身体的作用，常与补脾经、捏脊、按揉足三里合用，为小儿保健常法。

中脘

【位置】腹部，前正中线上，胸骨下端与肚脐连线中点。

【操作】以揉、摩或推法为主。揉法和推法 100~300 次，摩法 5 分钟。用指端或掌根按揉，称为揉中脘；用掌心或四指摩，称为摩中脘；自中脘向上直推至喉下或自喉往下推至中脘称为推中脘，又称推胃脘。

【主治】泄泻、呕吐、腹痛、腹胀、胃痛、食积、食欲不振。

【运用】揉、摩中脘能健脾和胃，消食和中。多与按揉足三里、推脾经等合用。顺揉中脘，消食导滞；逆揉中脘，健脾和胃。由喉间推至中脘下，降逆；由中脘推至喉间，催吐。

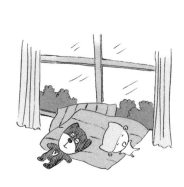
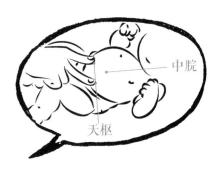

天枢

【位置】脐旁 2 寸，左右各一，属足阳明胃经。

【操作】用示、中指端按揉之，称为揉天枢。揉 100~200 次。

【主治】腹胀、腹痛、腹泻、痢疾、便秘、食积不化、咳嗽。

【运用】天枢为大肠之"募穴"，能疏调大肠，理气消滞。临床上，天枢与神阙穴（脐）常同时操作，可以中指按脐，示指与环指（无名指）各按两侧天枢穴并同时揉动。治疗腹痛时，常配合拿肚角。揉天枢与清肺经、掐揉五指节等相配可治痰喘、咳嗽。

天突

【位置】胸骨上窝正中，正坐仰头取穴。

【操作】一手扶住孩子头侧部，另一手中指端按或揉该穴 10~30 次，称为按天突或揉天突。以示指或中指端微屈，向下用力点 3~5 次，称点天突。若用两手拇、示指捏挤天突穴，至皮下瘀血成红紫色为止，称为捏挤天突。还可进行吮痧。

【主治】咳嗽、喘促、痰多气急、恶心、呕吐、食滞胃脘、误食毒物。

【运用】理气化痰，降逆平喘，多与推揉膻中、揉中脘、运内八卦等合用。若中指端微屈向下，向里按，动作要快，可催吐。若由中暑引起的恶心、呕吐、头晕等症，捏挤天突，再配合捏挤大椎、膻中、曲池等穴，亦有良效。

胁肋

【位置】从腋下两胁至天枢处。

【操作】以两手掌从两胁腋下搓摩至天枢处，称为搓摩胁肋。次数
　　　　50~100 次。

【主治】胸闷、腹胀、胁痛、痰喘气急、疳积、肝（脾）大。

【运用】搓摩胁肋，性开而降，有顺气化痰，除胸闷，开积聚之作用。
　　　　用于小儿食积、痰涎壅盛、气逆所致的胸闷、腹胀、气喘等
　　　　症。若治疗肝（脾）大，则须久久摩之，但对脾胃虚弱、中
　　　　气下陷、肾不纳气的孩子应慎用。若孩子平时容易叹息、闷
　　　　闷不乐、肝气郁结，搓摩胁肋效果很好。

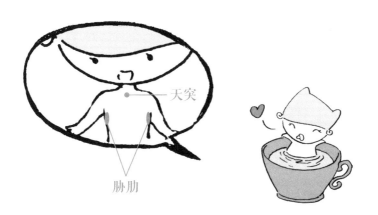

天突

胁肋

（三）腰骶背部常用穴位

脊柱

【位置】大椎至长强（尾骨尖端与肛门连线中点）成一直线。

【操作】用示、中二指指面自上而下做直推，称为推脊，一般推 100~
300 次。用拇指后按，示、中二指在前，或用示指屈曲，
以中节桡侧后按，拇指在前，两手自下而上捏脊柱，称为
捏脊，一般 3~5 遍。在捏最后一遍时，常常捏三下，向
上提一次，称为"捏三提一"，目的在于加大刺激量。

【主治】发热、惊风、夜啼、疳积、腹泻、呕吐、腹痛、便秘等。

【运用】用捏脊法自下而上能调阴阳、理气血、和脏腑、通经络、培元气、
壮身体，捏脊法也是小儿保健主要手法之一，单用此法名"捏
脊疗法"。与补脾经、推三关、摩腹、按揉足三里配合，可
疗小儿疳积、脾虚泄泻、便秘、四肢无力、面黄肌瘦及先后
天发育不足的慢性病症。推脊法从上至下，配清天河水、退
六腑、推涌泉穴合用可起清热的作用。强行退热手法，从上
往下推脊柱（大椎→尾椎）500 次，捏挤大椎穴 500 次，用于
发热 39 ℃以上，2 岁以上小孩。但由于孩子太小，骨头很嫩，
怕手法不对会造成伤害，一般不建议自行在家中使用该法。

肩井

【位置】肩井又名膊井，在肩上督脉大椎穴（第 7 颈椎棘突下）与肩
峰连线之中点，肩部筋肉处，属足少阳胆经之经穴，系手足
少阳、阳维之交会穴。

【操作】有拿肩井、按肩井和揉肩井之分。拿肩井时孩子坐位，以双手拇指与示、中两指相对着力，稍用力一紧一松交替提拿该处筋肉 3~5 次，称为拿肩井；以拇指指端或中指指端着力，稍用力按压该处 10~30 次，称为按肩井；以拇指螺纹面或中指螺纹面着力，揉动 10~30 次，称为揉肩井；以拇指爪甲着力掐该处 3~5 次，称为掐肩井。若一边揉肩井，一边屈伸其上肢，即为复式操作法中的总收法。

【主治】感冒、惊厥、上肢抬举不利、肩背痛、项强。

【运用】常与推攒竹、分推坎宫、运太阳、揉耳后高骨等相配合，多用于治疗外感发汗无汗、肩臂疼痛、颈项强直、肌性斜颈等病症。还可作为治疗的结束手法。

大椎

【位置】在后正中线，第 7 颈椎棘突与第 1 胸椎棘突之间凹陷处，属督脉之经穴，系手足三阳与督脉之交会穴。

【操作】有按大椎、揉大椎、捏挤大椎、拧大椎、刮大椎之分。用拇指或中指指端按压大椎 30~50 次，称为按大椎；用拇指、中指指端或螺纹面，或掌根着力，揉动大椎 30~50 次，称为揉大椎；用双手拇指与示指对称着力，用力将大椎穴周围的皮肤捏起，进行挤捏，至局部皮肤出现紫红瘀斑为度，称捏挤大椎；用屈曲的示、中两指蘸水，在大椎穴上提挤其肌肤，至局部皮肤出现紫红瘀斑为度，称拧大椎；用汤匙之光滑边缘蘸水或油，在大椎穴上下刮之，至局部皮肤出现紫红瘀斑为度，称为刮大椎。

【主治】感冒发热、项强。

【运用】清热解表，通经活络。按揉大椎常用于治疗感冒发热、项强
等病症。捏挤、提拧大椎对百日咳有一定的疗效。刮大椎用
于中暑发热。

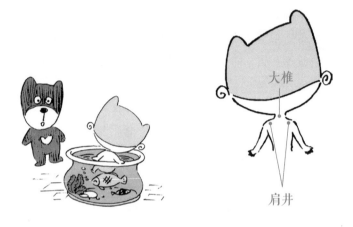

大椎

肩井

肺俞

【位置】在第 3 胸椎棘突下，督脉身柱穴旁开 1.5 寸处，属足太阳膀
胱经的经穴，系肺之背俞穴。

【操作】有揉肺俞、推肺俞之分。以两手拇指或一手之示、中两指的
指端或螺纹面着力，同时在两侧肺俞穴上揉动 50~100 次，
称为揉肺俞；以两手拇指螺纹面着力，同时从两侧肩胛骨内
上缘自上而下推动 100~300 次，称为推肺俞或分推肩胛骨。
以示、中、环三指指面着力，擦肺俞部至局部发热，称为擦
肺俞。

【主治】常用于治疗呼吸系统疾病，如外感发热、咳嗽、痰鸣。

【运用】益气补肺，止咳化痰。揉肺俞、分推肩胛骨能调肺气，补虚损，止咳嗽，多与推攒竹、分推坎宫、运太阳、揉耳后高骨等相配合；如久咳不愈，可加推脾经以培土生金；或揉肺俞时可加少许盐粉，以增强效果。风寒咳嗽、寒喘用揉肺俞或擦肺俞；风热咳嗽、热喘用分推肺俞。

脾俞

【位置】在第 11 胸椎棘突下，督脉脊中穴旁开 1.5 寸处。属足太阳膀胱经的经穴，系脾之背俞穴。

【操作】以拇指螺纹面着力，在一侧或两侧脾俞穴上揉动 50~100 次，称为揉脾俞。

【主治】呕吐、腹泻、疳积、食欲不振、黄疸、水肿、四肢乏力。

【运用】健脾和胃，消食祛湿。常与推脾经、揉足三里等相配合，多用于治疗脾胃虚弱、乳食内伤、消化不良等病症，并能治疗脾虚所引起的气虚、血虚、津液不足。

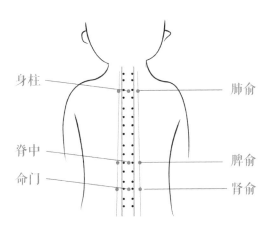

肾俞

【位置】在第 2 腰椎棘突下，督脉命门穴旁开 1.5 寸处。属足太阳膀胱经的经穴，系肾之背俞穴。

【操作】以拇指螺纹面着力，在肾俞穴上揉动 50~100 次，称为揉肾俞。

【主治】腹泻、便秘、哮喘、少腹痛、下肢痿软乏力。

【运用】滋阴壮阳，补益肾元。多与揉二马、补脾经或推三关等相配合，以治疗肾虚腹泻，阴虚便秘；与揉肺俞、揉脾俞等相配合，以治疗肾虚气喘；与揉腰俞、拿委中，按揉足三里等相配合，以治疗下肢痿软乏力。

七节骨

【位置】第 4 腰椎至尾椎骨端成一条直线。

【操作】用拇指桡侧面或示、中二指指面自下向上或自上而下推，分别称为推上七节和推下七节。每次推 100~300 次。

【主治】泄泻、便秘、脱肛。

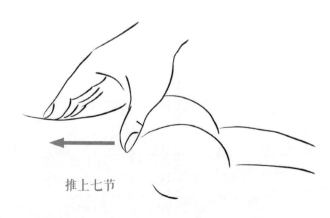

推上七节

【运用】推上七节骨能温阳止泻，主治虚寒腹泻、久痢等，多与补大肠、揉百会等合用。推下七节骨能泻热通便，多用于治疗肠热便秘、痢疾。若虚寒泄泻，不可用本法，以防滑泻。推上七节、按揉百会、揉丹田合用，治疗气虚下陷的脱肛、遗尿等。

风门

【位置】在第 2 胸椎棘突下，督脉旁开 1.5 寸处，属足太阳膀胱经的经穴，系足太阳与督脉之交会穴。

【操作】用拇指指端或螺纹面，或示、中两指的指端与螺纹面着力，在一侧或两侧风门穴上做按法或揉法 20~50 次，称为按风门或揉风门。

【主治】头痛发热、伤风咳嗽、胸背痛。

【作用】解表通络。多与清肺经、揉肺俞、推揉膻中等相配合，用于治疗外感风寒、咳嗽气喘等病症；与揉二马、揉肾顶、分手阴阳等相配合，用于治疗骨蒸潮热、盗汗等病症；与拿委中、拿承山、拿昆仑等相配合，用于治疗背腰肌肉疼痛。

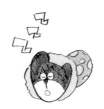

（四）上肢部常用穴位

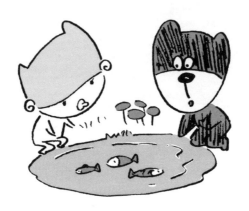

脾经

【位置】手拇指末端螺纹面。

【操作】用左手握孩子左手，同时以拇、示二指捏住孩子拇指，使之微屈，再用右手拇指自孩子拇指尖推向拇指根，称为补脾经；将孩子拇指伸直，自拇指根推向指尖，称为清脾经；来回推之，称为清补脾经。每次推 100~500 次。

【主治】体质虚弱、食欲不振、肌肉消受、消化不良、呕吐、泄泻、伤食、痢疾、便秘、黄疸、痰湿、咳嗽、便血、斑疹隐而不透。

【运用】补脾经能健脾胃，补气血，多与推三关、捏脊、运八卦等合用。清脾经能清热利湿，化痰止呕。若湿热留恋久而不退，或外感发热兼湿者，可单用本法治疗，清补脾经 20~30 分钟，至微汗出，效果较好。小儿脾胃薄弱，不宜攻伐太过，一般情况下，脾经多用补法，体壮邪实者方可用清法。小儿体虚或正气不足，患斑疹热病时，推补本穴，可使陷疹透出，但手法宜快，用力宜重，具有补中有泻之意。

肝经

【位置】手示指末端螺纹面。

【操作】用左手握住孩子的手，使其手指向上，手掌向外，然后用右手拇指掌面自示指末节指纹起推向指尖，称为清肝经，又称平肝；反之为补，称为补肝经。每次推 100~500 次。

【主治】烦躁不安、惊风、目赤、五心烦热、头晕头痛、口苦咽干。

【运用】肝穴只清不补。清肝经能平肝泻火，熄风镇惊，解郁除烦，多用于惊风、抽搐、烦躁不安、五心烦热。肝阴虚者，以滋肾养肝法代之。退肝木之热，勿忘补脾为要。

心经

【位置】手中指末端螺纹面。

【操作】用推法自孩子中指掌面末节指纹起推向指尖，称为清心经；反之为补，称为补心经。每次推 100~500 次。

【主治】高热神昏、五心烦热、口舌生疮、小便赤涩、心血不足、惊惕不安。

【运用】清心经临床多以清天河水代替。补心经可用于气血虚弱、心烦不安、睡卧露睛等症，多与补脾经、推三关、揉二马、补肾经等合用。本穴不宜久用补法，需补时可补后加清，或以补脾经代之，以防扰动心火。

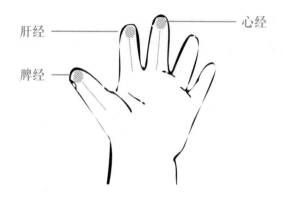

肺经

【位置】手环指末节螺纹面。

【操作】用推法,自环指的掌面末节指纹起推至指尖为清,称为清肺经;反之为补,称为补肺经。补肺经和清肺经统称为推肺经,每次推100~500次。

【主治】感冒、咳嗽、气喘痰鸣、自汗、盗汗、面白、脱肛、遗尿、大便秘结、麻疹不透、咽喉肿痛。

【运用】本穴多采用清法为平补平泻。肺主气,补之则气满,如见肺气偏虚者,可多推补脾土,而益肺金。若见肺炎患儿喘急呼吸不畅,憋气极剧时,速推本穴5分钟,配逆运内八卦穴2分钟(操作时速度要快和微用力),两穴配用有宽胸利膈、顺气化痰的功效。如小儿患有慢性腹泻,推清本穴时间要短,或不取本穴,用之不当多见腹泻加剧;如患急症需用本穴时,可推清本穴1~2次,待症见缓解后,应停用较好。清肺法常与平肝、推天河水配合使用以退热治肺炎、透发麻疹。

肾经

【位置】小指掌面，稍偏尺侧，位于小指末节螺纹面。

【操作】从指根向指尖推为清，从指尖向指根推为补，也就是向心为补，离心为泻，每次推100~300次。

【主治】先天不足、遗尿、尿频、五更泻、咳嗽、喘患、惊风、癫痫、牙痛、久病体虚、泄泻、膀胱湿热、小便淋沥刺痛。

【运用】补肾经可以补肾益脑，温养下元，常用于先天不足、久病体虚、肾虚多尿、久泻等症。一般多用补法，因肾常虚，而慎用清法。确需用清法时，多用清小肠来代替。肾经穴也是一个很有争议的穴位，有的流派认为向心推为补，离心推为清；有的流派认为离心推为补，向心推为清。笔者认为比较合理的解释是向心推补肾阴（相当于六味地黄丸），离心推补肾阳（相当于桂附地黄丸）。这就是为什么向心推肾经穴时间长了，有的孩子会出现遗尿。因为补肾阴其实相当于服用六味地黄丸，偏凉性，如果孩子不是阴虚体质，很容易导致遗尿；而离心推肾经穴时间过长了，有的孩子会出现半夜睡觉烦躁甚至发热，这是因为补肾阳相当于服用桂附地黄丸，偏温性，如果孩子不是阳虚体质，补肾阳会助心火。所以如果对孩子体质判断不清楚，建议父母不要轻易动用肾经穴。

胃经

【位置】拇指掌面近掌端第一节，在大鱼际桡侧，赤白肉际处。

【操作】用拇指或示指自掌根推向拇指根，称为清胃经；反之为补，称为补胃经。每次推100~500次。

【主治】恶心呕吐、烦渴善饥、呃逆、嗳气、吐血衄血、食欲不振、腹胀、口臭、便秘。

【运用】清胃偏重于清利湿热，去胃火，降逆止呕，所以湿热证，还有牙龈肿痛、实热便秘或伤食呕吐等病证，用清胃效果好过板门。朝食暮吐、暮食朝吐，吐出物完谷不化，这种胃中无火的反胃证可用补法健脾胃，助运化。

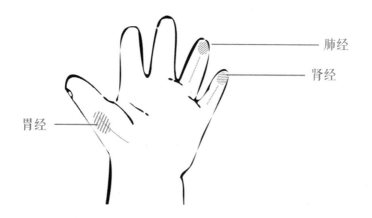

肺经

肾经

胃经

大肠

【位置】示指桡侧缘，自示指尖至虎口成一直线。

【操作】从示指尖直推向虎口为补，称为补大肠；反之为清大肠。补大肠和清大肠统称为推大肠，每次推 100~300 次。

【主治】腹泻、泄泻、痢疾、便秘、腹痛、食积、脱肛。

【运用】主要用于治疗消化系统疾病。补大肠，能温中止泻，涩肠固脱，多配伍补脾经、推三关、补肾经等。若水泻严重时，宜利小便，不可推补本穴，如推补之，则止泻过急，易使孩子呕吐。

清大肠，能清利肠腑、除湿热、导积滞，多用于湿热及积食滞留肠道、大便秘结等。治疗虚证时，用补法，多与补脾经、揉脐、捏脊等合用。治疗实证时，用清法，常与清脾经、摩腹、推下七节骨等合用。

小肠

【位置】小指尺侧边缘，自指尖到指根成一直线。

【操作】从指尖推向指根为补，称为补小肠；反之为清，称为清小肠。补小肠和清小肠统称为推小肠 。每次推 100~300 次。

【主治】小便赤涩、遗尿、尿闭、水泻。

【运用】本穴多用清法，清热利尿，泌别清浊，主治小便短赤不利、泄泻、口舌生疮等。若心经有热，移热于小肠，可配清天河水，以加强清热利尿的作用。补小肠能滋阴补虚，主治阴虚水亏、小便短赤、下焦虚寒多尿、遗尿等症。本穴宜清不宜补，需补时，用补肾经代之。用治利尿时，多与揉丹田、推箕门合用。

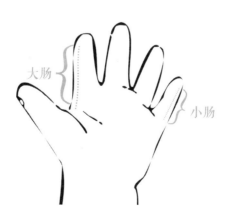

四横纹

【位置】位于掌面示、中、环、小指第一指关节横纹处，指根与掌相接的横纹中央。

【操作】拇指指甲掐揉，称为掐四横纹；四指并拢从示指横纹处推向小指横纹处，操作的时候是用拇指桡侧面来回推，用力重点集中在横纹处，称为推四横纹。每次推 100~300 次，掐 5 次。

【主治】疳积、腹痛腹胀、惊风、气喘、纳呆、胸闷、痰喘、口唇燥裂。

【运用】掐揉四横纹常与补脾经、揉中脘、运内八卦等合用，治疗腹胀、口唇肿胀、嘴唇破烂、疳积、消化不良等症。如果是脾虚腹胀，特征是腹胀多在午后开始，至第 2 天凌晨逐渐缓解，应先补脾经 5~10 分钟，再推四横纹。

板门

【位置】手掌大鱼际平面最丰厚的地方。

【操作】用左手托住孩子的左手，用右手拇指或示指在孩子大鱼际平面的中点上作揉法，称为揉板门；以右手拇指桡侧自拇指根推向腕横纹，称为板门推向横纹；以右手拇指桡侧自腕横纹推向拇指根，称为横纹推向板门。推、揉各 100~300 次。

【主治】食欲不振、乳食内伤、呕吐、积食、腹胀、气喘、嗳气、腹泻。

【运用】揉板门能健脾和胃，消食化滞，运达上下之气，多与推脾经、运八卦等合用。板门推向横纹，功专止泻，用于脾阳不振，乳食停滞引起的泄泻，多与推大肠、推脾经等合用。横纹推向板门，功专止呕，用于胃气受伤，失于和降所致呕吐，多与推脾经、推天柱骨、分腹阴阳、运八卦等合用。如果孩子有食欲不振、腹胀等问题的时候，可以坚持揉上数天，用中指或拇指指尖揉 300~500 次即可，每天一遍。板门穴不是一个点，而是一个椭圆形的面状，所以又好找又容易操作。

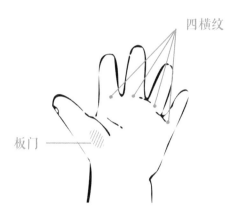

小天心（鱼际交）

【位置】在掌根部，大小鱼际交接处的凹陷中。

【操作】中指端揉，称为揉小天心；拇指甲掐，称为掐小天心；屈曲指间关节捣，称为捣小天心。揉 100~300 次，掐捣 5~20 次。

【主治】惊风、抽搐、烦躁不安、夜啼、小便赤涩、斜视、目赤痛、疹痘欲出不透。

【运用】本穴性寒，为清心安神之要穴，与清天河水、揉二马、清肝经等合用。若心经热盛，移热于小肠出现口舌生疮、小便赤涩等，多与清天河水、清小肠、揉二马合用。若眼上翻者则向下掐、捣；右斜视者向左掐、捣；左斜视者向右掐、捣。如果孩子晚上睡觉时烦躁不安、翻来覆去难入睡，可以掐几下，再揉一揉这个穴位，坚持 100~300 次。孩子总也坐不住，做事情不专心，而且脾气越来越大，没有安静的时候，可以每天坚持用拇指尖在小天心处旋转揉动，两手各揉 100 次，频率大约每秒 3 次，每只手按揉 3 分钟。

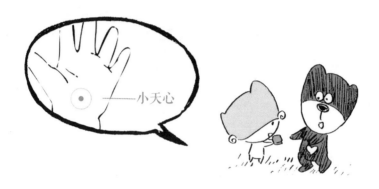

——小天心

内八卦

【位置】手掌面，以掌心（劳宫穴）为圆心，以圆心至中指根横纹内 2/3 和外 1/3 交界点为半径，画一圆，八卦穴即在此圆上。

【操作】用运法，以右手示、中二指夹住孩子拇指，然后用拇指自乾宫起向坎宫施运至兑宫止为一变，称为顺运内八卦或右运内八卦；如果从艮宫起以逆时针的方向旋运至震宫止，周而复始的旋运，称为逆运内八卦。每次运 100~300 次。

【主治】咳嗽、痰喘、胸闷、呃逆、呕吐、泄泻、食欲不振。

【运用】顺运内八卦和逆运内八卦都有助消化、顺气化痰止咳的作用，不过对气的升降是刚好相反的。顺运内八卦，气是上升的，偏温性，侧重于宽胸理气、行滞消食，主要用于消化系统疾病。因为顺运可以提升中气，所以对腹泻、脱肛这种中气下陷的病症效果就特别好，但也因为顺运气上升，一般情况下不宜用于便秘和呕吐等症状。顺运内八卦与补脾经、揉板门、揉中脘配合使用，可以消腹胀，对食欲不振，消化不良的孩子很有效。另外顺运内八卦和清胃常联用，经常用于咳嗽和上吐下泻的症状。逆运内八卦，气是下降的，偏凉性，侧重于止咳平喘，和胃降逆止呕，无论是呼吸系统疾病还是消化系统疾病都用得比较多。因为胃气以降为顺，所以临床上逆运内八卦使用的频率要高于顺运内八卦，比如咳嗽和呕吐这种肺胃之气上逆之症，逆运效果就很好，但因为逆运是降气的，有通便的效果，对腹泻不宜。对于有大便干结或便秘的热性痰咳，无论轻重，重点用逆运八卦都会有很好的效果。逆运八卦还是治疗哮喘的必用穴，常和四横纹联用。张汉臣有个经典的健脾组方：补脾、逆运内八卦、四横纹。这里补脾气是上升的（脾主升），逆运内八卦气是下降的（胃主降）。张汉臣认为单用补脾的话容易滞，如果加上逆运八卦和四横纹宽胸理气就有补而不滞的效果，其实就是恢复了气机的一气周流。

掌小横纹

【位置】在掌面小指根下，尺侧掌纹头。

【操作】以中指或拇指端按揉，称为揉掌小横纹。每次揉100~300次。

【主治】口舌生疮、流涎、肺炎、百日咳及一切痰壅喘咳。

【运用】本穴为治口舌生疮、喘咳的效穴。对婴儿流涎剧烈者，有良效。肝区疼痛时，揉之亦有效果。揉掌小横纹治疗肺部湿啰音，有一定的疗效。

总筋

【位置】位于腕部掌侧横纹中点处。

【操作】左手托小儿手，使其掌心向上，右手中指揉之，称为揉总筋；或用拇指掐之或掐揉之，称为掐总筋或掐揉总筋。每次揉100~300次，掐3~5次。

【主治】口内生疮、遍身潮热、夜间啼哭、四肢抽掣、惊风。

【运用】本穴为治疗口疮主穴之一，尤其对舌尖及舌面口疮糜烂疗效好。治疗热病时，多用揉法，可配以清心经、清天河水、清小肠。用于治疗神志异常时，多用掐法，可配以掐十宣、揉百会、捣小天心等。对于阴虚发热或阴虚内热的孩子，逆时针揉总筋效果较好。

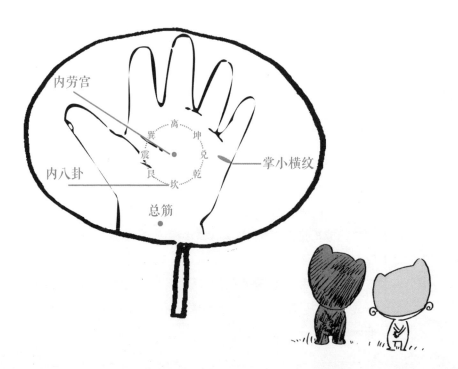

外劳宫

【位置】在手背中央与内劳宫相对处,在手背第 3、第 4 掌骨之间近中点凹陷处。

【操作】用拇指或中指揉,称为揉外劳宫;用拇指甲掐,称为掐外劳宫。掐 5 次,揉 100~300 次。

【主治】风寒感冒、鼻塞流涕、腹痛、腹胀、肠鸣、腹泻、脱肛、遗尿。

【运用】本穴性温,能温阳散寒,升阳举陷,发汗解表。一切寒证,不论外感、内伤都可以用。要注意,一窝风与外劳宫都有温阳散寒的功效,一窝风侧重散一身之表寒,而外劳宫侧重于温里寒,温下元。所以如果遇到打喷嚏、流清涕或全身发冷等情况,用一窝风效果就好过外劳宫。而如果是误食冷饮或风寒入里导致腹痛腹泻,或者遇到高热时上身暖下肢冷的情况,用外劳宫效果就好过一窝风。外劳宫配一窝风能增强各自解表和温中的作用。先操作外劳宫再一窝风,以温中为主;先操作一窝风再外劳宫,以解表为主。

一窝风(乙窝风)

【位置】手腕背侧掌根凹陷处。

【操作】以中指或拇指端按揉之,称为揉一窝风。揉 100~300 次。

【主治】下寒腹痛、风寒鼻流清涕、感冒、痹痛。

【运用】主要功效是止腹痛,对于因受凉、食积等各种原因引起的腹痛,均可用之治疗,还可运用于小儿抽动症和荨麻疹。二扇门、外劳宫皆能温阳散寒,但一窝风主治腹痛,又能驱经络之寒以治痹痛。外劳宫主要用于脏腑积寒与气虚下陷之症。二扇门和一窝风两穴发汗解表作用最好，两穴均可透汗，但汗出量的多少有所不同。二扇门汗出时多见珠型，而一窝风多见皮肤润湿、微汗。如孩子高热无汗，体温在 40 ℃左右，则采用二扇门比较好；如体温在 38 ℃左右，则采用一窝风更好。在取汗时，一定要注意孩子的年龄大小、体质强弱、季节、地区、环境等情况。据情掌握，不要一味取汗，往往汗出太多，会影响孩子恢复健康。

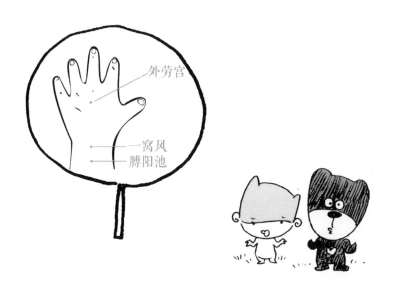

膊阳池（外间使）

【位置】在一窝风穴上 2 寸的凹陷中。

【操作】拇指甲掐或指端揉。膊阳池有个很简单的取穴办法：拇指指腹先按住一窝风，然后从一窝风处缓慢往上推，推动时力稍为沉下去，推不动的地方就是膊阳池。每次掐 3~5 次，揉 100~300 次。

【主治】头痛、鼻流清涕、大便秘结。

【运用】膊阳池配合照海为治大便秘结之效穴，与一窝风穴同时用于治疗风寒感冒初起的流清涕、鼻塞、头痛，效佳。头部一切疾患，头痛不论寒热虚实皆效。揉不计数，以愈为度。

天河水

【位置】前臂正中，总筋至洪池成一直线（手厥阴心包经）。

【操作】左手托住小儿前臂及手腕，使其掌心向上，右手拇指或示、中指并拢，用指面向心方向推之，称为清天河水（所有穴向心推为补，唯独天河水向心推为清）。该穴常用清法，推 100~300 次。在前臂掌面，由内劳宫推至曲泽穴，称为大清天河水，拿法、推法同上，推 100~300 次。先以右手中指运内劳宫，再以示、中二指的指端蘸凉水，自总筋、内关、间使循天河水向上，一起一落弹打，如弹琴状，同时一面用口吹气随之，直至洪池穴（曲泽穴），称为打马过天河水。各穴弹打 3~5 下为一遍，共弹打 3 遍为 1 次治疗。从肘横纹的中点推向腕横纹的中点，即离心方向推，名取天河水，取天河水用术者的小手指取，效果更佳。

【主治】外感发热、潮热、烦躁不安、口渴、弄舌、惊风等一切热证。

【运用】实际操作时一般只需要记住清天河水和取天河水两种即可。清天河水从腕推到肘（即向心方向推），取天河水从肘推向腕，即离心方向推。清天河水的主要功效是解表发汗，退热透邪，所以一切无汗的发热及表证，都可以用清天河水。取天河水的主要功效是滋阴降火止汗，一切内热证及由内热引起的自汗都可以用取天河水。清天河水、推攒竹、推坎宫、揉太阳，用治感冒发热、头痛、恶风、汗微出、咽痛等外感热证。打马过天河清热之力大于清天河水，是个大寒的穴位，多用于实热、高热，体温超过39 ℃者才使用，不然容易伤正气。

三关

【位置】前臂桡侧，自腕部到肘部，前臂手太阴肺经的路线，即从太渊穴到尺泽穴这一段。

【操作】令小儿掌侧位，掌心向内。左手托住小儿尺侧腕关节，示、中二指并拢直托前臂，以右手拇指或并拢的示、中二指指面在前臂桡侧，由腕横纹起推至肘横纹，称为推三关或称推上三关。每次推100~300次。

【主治】腹泻、腹痛、气血虚弱、病后体虚、阳虚肢冷、腹痛、腹泻、斑疹白痦、疹出不透以及感冒风寒等一切虚证、寒证。

【运用】一窝风和推三关都有温阳散寒的功效，但一窝风侧重于表实证，而上推三关侧重于虚证。拿简单的风寒感冒来说，一个平时体质不错的孩子突然患上风寒，则适用一窝风；如果这孩子平时体质就不好，经常感冒，除了配上一窝风，还得配合推三关效果才好。因为推三关大温大热，如果不是虚寒体质的孩子，不宜单用或按抚时间过长，否则会引起便秘甚至发热的情况。上推三关补的是肺气，所以对于气虚自汗的效果就很好，但对于阴虚盗汗则不适宜。用补法时手法应该是慢而有力。实证若用此穴，手法宜快而有力。

六腑

【位置】前臂尺侧，在腕横纹小拇指侧到肘横纹内侧处的连线，即从小海穴到阳谷穴之间这条线。

【操作】令小儿掌侧位，掌心向内。左手握住孩子桡侧腕关节，以右手拇指或并拢的示、中二指指面在前臂尺侧，由肘横纹起推至腕横纹，称为推（退）六腑或退下六腑。每次推 100~300 次。

【主治】一切实热证，包括高热、烦渴、惊风、鹅口疮、咽痛、腮腺炎和大便秘结干燥。

【运用】六腑以通为顺，只有清法，没有补法，退六腑是离心方向推，这点切记不要搞错。本法与推三关为大凉大热之法，可单用，亦可合用。若孩子气虚体弱、畏寒怕冷，可单用推三关，如高热烦渴，可单用退六腑；而两穴合用能平衡阴阳，防止大凉大热，伤其正气。如寒热夹杂，以热为主，则可以退六腑与推三关之比为 3：1；若以寒为重，则可以推三关与退六腑之比为 3：1。只要是肠胃实热证，也就是中医上所说的阳明实热证，具体表现为大便秘结、口渴心烦、高热大汗或腹中胀满、狂躁、舌苔黄厚、脉沉实有力。或因胃肠热盛而致发斑、吐血、口齿咽喉肿痛等，不管发不发热，都要用到六腑效果才好。补脾与六腑配合有止汗功效，注意这是阳明实热引发的汗，阴虚盗汗和阳虚自汗不宜用。外劳宫与六腑配合善治上热下寒证（有些孩子高热时常见到这种情况，即上身很烫，但脚发凉，那就要先揉外劳宫温暖下元，再退六腑即可退热）。

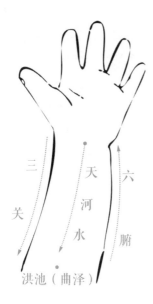

三关

天河水

六腑

洪池（曲泽）

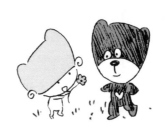

二扇门

【位置】位于手背第4与第5掌骨小头之间，环指与小指指蹼缘稍后取穴。

【操作】用两拇指或示、中指端揉之，称为揉二扇门；以两拇指甲掐之，继以揉之，称为掐二扇门。每次揉100~500次，掐3~5次。

【主治】伤风感冒、痰喘气粗、呼吸不畅、痘疹高热、无汗、欲出不透。

【运用】二扇门主要用于外感风寒无汗，与小天心配合，透汗迅速，疗效较著。又如孩子发热身上有汗而头部无汗，或发热汗出不畅，可加按天门穴3~5次，通阳透汗最快。若孩子素有多汗症，除稍按本穴外，或加揉肾顶，以固其表，可治汗出过多。汗出后，注意避风。因该穴性温，发散之力强，易耗伤阳气，对体虚孩子慎用。若须用时，必先补脾经、补肾经、揉肾顶固表，然后再用汗法，操作时要稍用力，速度宜快。

二马穴（二人上马）

【位置】在手背环指与小指掌骨头之间的凹陷中，中渚穴的位置。

【操作】揉二马是将孩子小指屈曲于掌心，术者以拇指或中指指腹左右揉之。每次揉 100~500 次。

【主治】先天不足、气虚喘嗽（慢性气管炎）、脱肛、小便闭塞或不利、虚火牙疼、脑炎后遗症等一切虚证均宜之。

【运用】掐二马穴常有清神、宣散气血、利水通淋的作用，且病重时运用较多，可苏醒沉疴。揉二马穴有滋阴补肾的作用，偏于温补为主，性较温和，独穴久揉二马，可大补肾中水火而祛寒，功同八味丸。揉二马配六腑善治汗出不退的高热；配补肾经穴，可加强滋阴补肾的作用；配清天河水，可以滋阴降火，治疗虚火上炎；配掐二扇门，可滋阴发汗治疗发热汗不出；配推上三关，可补益气血；配补脾经，可治疗补益后天之本，治疗泄泻。掐揉二马配捣小天心，可镇惊安神。

威灵

【位置】位于手背示指与中指掌骨夹缝间。

【操作】以拇指甲掐之，继以揉之，称为掐威灵。每次掐 5~10 次。

【主治】急惊风、昏迷不醒。

【运用】掐威灵有除厥逆、止惊搐、开窍醒神的作用，主要用于惊风、昏迷不醒。掐此穴，儿哭易治，无声难治。

精宁

【位置】位于手背，第4、第5掌骨夹缝间。

【操作】以拇指掐揉之，称为掐揉精宁。每次揉100~500次，掐3~5次。

【主治】痰食积聚、气吼痰喘、干呕、疳积、惊厥。

【运用】掐精宁能行气、消坚破结，故对体虚者慎用。如必须运用时，多与补穴同用（补脾、肾、三关等），以免元气受损。如单用本穴时间较长，孩子多见形容消瘦、短气无力等现象，一定要注意。除用于治疗痰食积聚、干呕、疳积等，还可用于急救；治疗急惊昏厥，多与掐威灵合用，以加强开窍醒神的作用。

五指节

【位置】位于手背，第1至第5指第1指间关节横纹处。

【操作】掐或掐揉法，即用拇指甲逐个掐本穴，或掐后继以揉（可掐1揉3次）称为揉或掐揉五指节。掐（掐揉）法操作3~5次。揉搓法即拇指放在穴位上，示指放在掌面与穴位相对处，两指面逐个相对揉搓本穴，操作30~50次。

【主治】惊风、惊惕不安、喉中痰鸣、抽搐、夜啼、不寐、烦躁哭闹、咳嗽痰多。

【运用】经常搓捻五指节有利于孩子智力发育，可用于小儿保健。掐五指节主要用于神志异常时的重症急救，多与掐老龙、掐十宣、揉百会等合用。掐揉五指节能通关窍、安神镇惊，主治惊惕不安、惊风，多与清肝经、掐老龙等合用。揉五指节能祛风痰，主治胸闷、痰喘、咳嗽、吐涎，多与运八卦、推揉膻中合用。捻搓五指节可治扭挫伤引起的关节肿痛、屈伸不利。

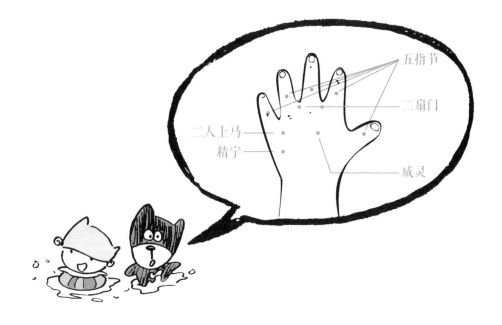

运土入水（补法）

【位置】土者，脾土也，起于拇指桡侧少商穴。水者，坎水也，在小
　　　　天心穴上。运者从大拇指少商穴经脾、胃、阳、阴、小鱼际
　　　　至肾顶。

【操作】以左手握住幼儿左手手指，使手掌向上，同时拇、示指捏住
　　　　幼儿拇指，再用右手拇指侧面，自幼儿拇指端循手掌边缘，
　　　　向上推运至小指端为一遍，操作 100~300 遍。

【主治】虚寒泻痢、下元虚寒性的遗尿。

【运用】固肾水，补肾阳，清脾胃湿热，利尿止泻。中医认为肾藏精，
　　　　主命门真火，为先天之本；脾主运化水谷精微，化生气血，
　　　　为后天之本。肾经因为脾运化的水谷精微而不断补充，才能

充盛；而脾之所以能运化水谷精微，又少不了肾中元阳的鼓舞。总之，就是先天温养后天，后天补养先天。在水液代谢方面，肾主水，司开合，维持着水液的吸收和排泄。

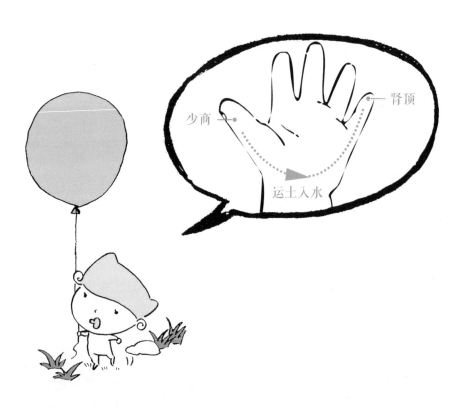

肾顶

【位置】在小指末端，离开指甲约 0.1 寸处。

【操作】以拇指在小指端按揉。每次揉 100~300 次。

【主治】自汗、盗汗、解颅、水疝。

【运用】用于自汗、盗汗或大汗淋漓不止，有奇效。阴虚盗汗配揉二马；气虚自汗配补脾经、补肺经。如孩子在刚入睡时出汗多，在玩耍时比别的孩子明显汗多、胆小、爱哭、尿频，睡觉很浅易醒，吃饭费劲，可掐肾顶，用指尖掐 7~10 下，每天 1 次，当天就会止汗或者见效。严重的连掐 3 天，之后每天捏脊。

（五）下肢部常用穴位

箕门

【位置】在大腿内侧，膝盖上缘至腹股沟成一直线。

【操作】用示、中二指自膝盖内侧上缘推至腹股沟，称为推箕门。每次推 100~300 次。

【主治】尿潴留（癃闭）、水泻、小便赤涩不利。

【运用】推箕门性平和，可以考虑发热时先拍痧，再从膝盖推至腹股沟，有利尿作用，退热效果好。治疗尿潴留，多与揉丹田、按揉三阴交合用；小便赤涩不利，可与清心经、清小肠等合用；治水泻，可配清小肠，有利小便以实大便的作用。

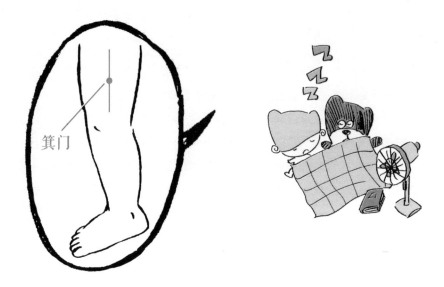

箕门

足三里

【位置】位于外膝眼下 3 寸（四指），胫骨旁开 1 寸处，胫骨外侧约
一横指处。

【操作】用拇指端按揉 100~200 次。

【主治】恶心呕吐、腹痛泄泻、厌食、疳积、腹胀、下肢痿软乏力。

【运用】经常按揉足三里，第一可让孩子的消化系统功能增强；第二
可调节身体免疫力，增强抗病能力。按揉足三里为小儿保健
四法之一，临床上常与补脾经、摩腹、捏脊合用。常与推天
柱骨、分腹阴阳配合治疗呕吐；与推上七节骨、补大肠配合
治脾虚腹泻。

丰隆

【位置】外踝尖上 8 寸，外膝眼与外踝尖连线之中点，胫骨前缘外侧，距胫骨前嵴约二横指，胫腓骨之间。

【操作】以拇指或中指端着力，稍用力在丰隆穴上揉动 50~100 次，称为揉丰隆。

【主治】头痛、眩晕、痰多咳嗽、水肿、下肢痿痹。

【运用】按揉本穴具有调和胃气、祛湿化痰、通经活络、补益气血、醒脑安神等功效，尤被历代医家公认为治痰之要穴。中医认为脾胃为生痰之源，肺为储痰之器，要化痰就要从脾胃调，而丰隆穴就是重要的化痰穴。采用揉、搓丰隆穴还可以消除胃胀感，特别是饭后总感觉胃部不适者可用本法。

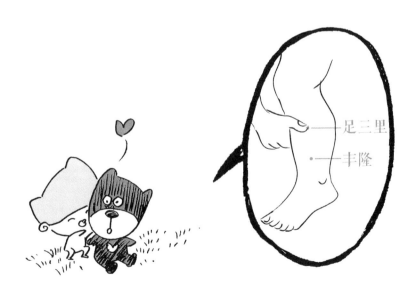

足三里

丰隆

涌泉

【位置】足掌心前 1/3 与 2/3 交界凹陷处。

【操作】用拇指腹自足尖推向足跟，称为推涌泉。推 100~500 次。用
拇指端在穴位上按揉，称为揉涌泉。揉 30~50 次。

【主治】发热、五心烦热（即双手心、双足心发热及心中烦闷）以及
烦躁不安。

【运用】推涌泉能引火归源，退虚热，止吐泻。左揉止吐，右揉止泻。
每天揉 30~50 次，可补肾壮骨，增高助长。

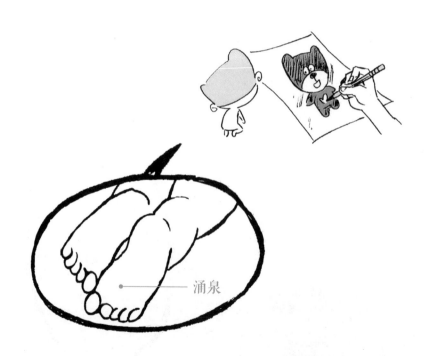

涌泉

第三章

父母是孩子最好的医生

——家庭防治 14 种常见病

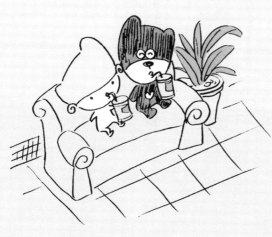

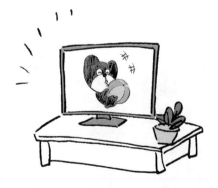

我们先不着急讲什么病怎么治疗，先说点动手做按摩抚触之前更需要在意的事——按抚既要注意抚触的时间，还要保证一定的频率。为什么这样讲呢？这其实就是小儿按抚取效的核心之一："大三万，小三千，婴三百，加减良，分岁数。"

孩子越小穴位刺激的次数就越少，1 岁以内为婴儿，一个穴位需要 300 次；1~3 岁为幼儿，一个穴位可能需要一两千次；孩子超过 7 岁，刺激量应相应加大，对于我们家长的耐心来说可能就是一种考验。

同时做按抚的时候，请注意需要一定的频率。有的书上讲，平肝清肺 3~5 分钟，却没有告诉读者，推法的频率是每分钟 200~300 次。推动的时候需要节律用力且柔和均匀、始终如一。切忌因为追求频率速度，而飘忽不定。不忽轻忽重，气感才会好，疗效才佳。在穴位和手法都正确的情况下，手法宜快不宜慢。如果手法频率速度实在是达不到，那就只能在时间、次数上去弥补了。

小儿按抚切忌过于用力，为什么常用爽身粉做介质？一是保护孩子的皮肤不会因为长时间的摩擦受伤，二是为了保持摩擦面的平滑顺畅，三是为了防止我们太过用力。

什么样的力度可以呢？能轻轻推动皮下组织动起来即可。家长应该都有给孩子拭去脸上泪水的体会，等同于这个力度就可以了。有些儿推高手不用接触皮肤，就可以引导孩子的气血循环恢复到正常。

也许我们都想在孩子生病的时候，能够做到手到病除，这就需要多加练习手法。台上一分钟，台下十年功。所以平时要多在自己身上练习，找手感，慢慢训练自己推动的频率达到每秒 3~4 次，临阵就不会慌张，效果自然会很好。

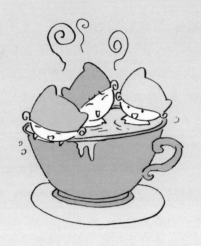

感冒:
就像打不败的小怪兽

@ 柚子　年龄: 15 个月

六月天, 骄阳似火, 天气很热, 大家都恨不得把自己塞进冰箱里。所以当听到爸爸提议傍晚去海边玩时, 妈妈立刻高兴地说: "太好了, 海边凉快! 我们家柚子少爷可以去玩沙子喽!"

柚子刚学会走路, 对于平衡还在学习之中, 有些蹒跚不敢伸直小腿。在他眼里世界开始立体化, 不再仅仅是平平的一个面, 开始会看着窗外的深景, 盯着徐徐落在窗台上的叶子, 听着海浪的声音甜笑。尽管对于海是什么很朦胧, 看到妈妈那么高兴, 柚子也跟着手舞足蹈起来。

傍晚的海边凉风习习，柚子光着胖脚丫子，摇摇晃晃踩在沙滩上，脚下的细沙在夕阳下泛着金黄的光。他兴奋地挥起手中的小铲子，试图把沙铲高高举起来，再平稳地放到另个地方，结果被自己扬得满脸满身都是沙子。这个画面看起来既美满又和谐，看来柚子喜欢大海。

远处有一些大人在海里畅游，爸爸也跟着下海去了。妈妈牵着柚子的小手，在靠近海水的沙滩处散步。每一次海浪冲过来，柚子都尖叫着，兴奋地挥着双手，想要去抓那些浪花……又扭过头来看妈妈，得到了肯定又继续去抓那些浪花。

柚子很兴奋，不知道疲倦，玩到夜幕快要降下。爸爸妈妈把柚子抱上了车，车上开足了空调。柚子打了个冷战，妈妈赶紧帮他把湿衣服脱下来，换上了干的。柚子显得很疲惫，汽车还没开到高速，就已经睡着了。

第二天早上，妈妈先醒来时，发现柚子抱着被子缩成一团，呼吸声很重，摸了摸他的额头，有一些轻微的发烫，便拿了一包小儿氨酚黄那敏冲剂，冲了喂给孩子喝。一整天，柚子都是无精打采的样子，熬了小米粥喂他，也不想吃。直到妈妈说不吃东西就没力气打败怪兽，他才勉强咽了几口。可是刚咽下去，就咳了起来，然后就吐了……

说起感冒，不管什么季节，不管什么天气，一不小心就来了。父母们都会碰上这个头疼的问题。

小孩的脏腑比较娇嫩，形气未充。出生以后，机体赖以生存的物质基础虽然已经形成，身体的各种生理功能也已经开始运转，但是并没有充实坚固、成熟完善。小孩抗病能力比较差，饮食又不能自节，所以容易受外界致病因素的侵袭，或为饮食所伤。年龄越小，越易发传染类疾病。

虽然说小孩患病容易、传变迅速，但由于生机蓬勃、发育较快、生机旺盛、活力充沛，康复也快。孩子不像大人，情志所伤，忧郁寡欢，受心情的影响比较多一些。孩子的情绪比较单纯，病因也比较单纯，所以只要诊断正确、治疗及时、护理得当，没几天又会生龙活虎了。

有句行话叫"无内热无外感"，孩子们如果没有内热的话，是不容易有感冒症状的。打个比方，在一个房间里面，屋里很热外面很冷，我们一下子冲到屋外的话，是非常容易感冒的。身体和大环境是一样的，如果体内没有大量的热，和外面的温差不是很大的话，其实是不易感冒的，"无内热无外感"就是这个道理。这个内热与平时对孩子的喂养有很大关系，孩子生病十之八九都跟吃有关系。

风寒在表：一般感冒刚开始的时候，风寒还在表，处理起来还是很容易的。此时孩子会怕冷、流清鼻涕或者鼻塞、打喷嚏、舌质淡苔白，发展比较快的话还可能发热。这个阶段咽喉一般是不红肿的，所以体温不会太高，应该不会超过 38.5 ℃，小便有些清长，会看指纹的话，指纹颜色应是鲜红的。

此时治疗以温阳散寒解表为主。可以给宝宝多喝热水，适量运动，热呼呼地发发汗，帮助排寒气。建议给孩子喝葱白豆豉水或者葱白生姜红糖水，不过要注意生姜过于辛辣，对于小宝宝只需小小的一片即可，或者不要放生姜。还可以用紫苏叶或者艾草一把，煮水泡脚，泡得脚上热热的，身上微微出汗。

如果是小儿按抚的手法，可以比较简单地用外感四大手法来处理，适用于任何感冒。感冒初期，用这四大手法可以疏风解表，掐灭宝宝感冒的萌芽。以 2~3 岁小儿为例，开天门 300 次，推坎宫 300 次，按揉太阳 3 分钟，揉耳后高骨 3 分钟。

外感四大手法

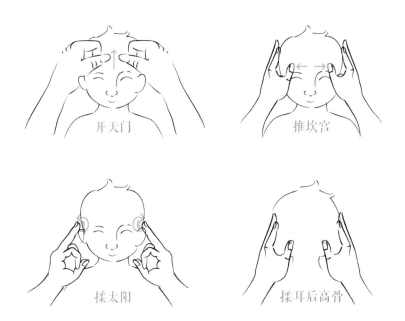

如果配合擦"工"字背就更好了。非常简单的手法，就是在背上擦出"工"字。建议用整个手掌擦，力度不会那么大，或者用大鱼际、小鱼际擦都可以。需要用力，但是力度要用在加快速度上，不要用力往下压，小心不要擦破皮肤。可以加点介质，如婴儿油。

天气冷时可以隔着棉毛衫擦，需要擦到热透为度，摸摸宝宝背部的皮肤热热的，微微红。还有就是注意得有一定的频率，才容易透热。

呼吸道问题比较多的孩子，要特别着重擦肩胛骨部分。很多父母有找不准肺俞穴、身柱穴等穴位的困扰，没关系，擦热后背就相当于刺激了这些腧穴，用热量激发阳气，排除体内病邪。中医说"正气存内，邪不可干"，提升阳气，就相当于提高宝宝免疫力及抵抗力。

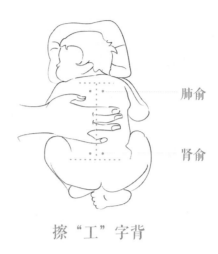

肺俞

肾俞

擦"工"字背

如果这个时候发热，一般来说，低于38.5℃的发热，可以考虑先以物理降温为主，用温水擦拭腋下、大腿根部，帮助降温。因为发热的时候，是宝宝自身免疫系统卖力"工作"的时候，体内正气与入侵的外邪正在努力抗争。如看到体温升高就用退热药，有些父母甚至体温还未到38℃就开始用药，这就相当于找个外人帮忙干活，然后告诉身体的免疫系统不用工作了。时间久了，宝宝自身免疫系统的工作积极性就会下降。

介绍一个民间小妙方，针对受凉引起的打喷嚏、流鼻涕、手足凉、发热。备连须葱白一段，鲜生姜一块，切碎捣烂，滴几滴白酒，用纱布包裹，擦小儿手心、脚心、前心（胸前中心）、后心（后背中心）、太阳穴处。此方来源于民间，成人感冒风寒亦可使用，速效。酒乃剽悍之物，其气发扬，能迅速把药力发散于全身，疏风散寒而祛邪。

在孩子体温高于38.5℃时，可用发汗手法帮助退热：重揉太阳穴、掐揉二扇门、平肝、清肺、清天河水、拿肩井，汗出热自退。

✿

风热感冒： 风寒初起没有留意，或者处理方法不妥当，就会风寒化热，转为内热。这个时候黄鼻涕开始出现，或者清鼻涕、白鼻涕、黄鼻涕交替出现，舌质红，舌苔变黄，小便黄且味道重，甚至还有便秘。说明寒气入内，体内正邪交战，热邪占据上风，所以舌苔转黄。这个就是所谓的风热感冒了，指纹颜色也变成了红紫色。这个阶段要以清热为主，把热往体外清，把寒往体表赶。

风热感冒按抚可以考虑用开天门、推坎宫、揉太阳穴各 30~50 次，平肝 3 分钟，清肺 3 分钟，补脾 5 分钟，清板门来回推 2 分钟，清天河水 2~5 分钟。体温上了 39 ℃就需要增加退六腑 3~5 分钟，上三关 3~5 分钟。

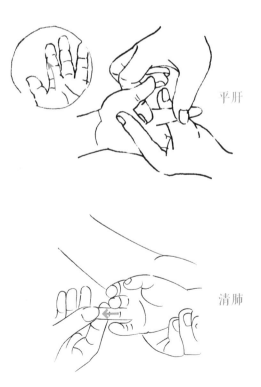

平肝

清肺

　　这时候的热度，就算是吃了退热药甚至去医院输液也会反反复复。因为身体内正邪打得火热，敌退我进，敌进我退。我们使用退热的手法只是帮助体温降下来，寒还在身体内，引起发热的根本问题还没有解决，热度不会像风寒感冒的时候那么容易退去。

　　所以，父母这个时候一定要淡定！用温和的自然抚触疗法，是需要给身体一点反应时间的。发热再起，可以继续用退热手法再做一次。

　　这时咽喉一般都红肿了，扁桃体发炎，可以在退热手法的基础上加掐少商穴，对所有咽喉问题都有良效。

　　还有一种方法就是吮痧。吮痧是刮痧的方法之一，妈妈用温柔的嘴唇替代冰冷的工具，宝宝的接受度更高，效果也更明显。扁桃体炎时，炎症集中在咽喉部，可以先吮痧天突穴，再吮大椎，还可以配合天柱骨，把内毒排出来。切记在吮痧前后，术者必须清洁口腔，并用淡盐水漱口。

　　固护脾胃：等到各种感冒症状减轻或者消失，比如鼻涕明显减少，咳嗽减轻，体温正常，舌头看起来也基本上正常，这时就要以固护脾胃为主了。脾胃在这场正邪相争的战斗中，损耗是比较严重的，作战的"军粮"可都是脾胃在提供。

　　调整按抚方案为补脾经 500 次，揉板门 2 分钟，顺运内八卦 300 次，

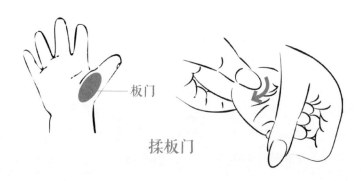

板门

揉板门

揉足三里 3~5 分钟。可以配合食疗，以怀山药 15 克、炒鸡内金 3 克煮水，每天两小杯，连喝 3 天。

感冒的过程中，因为宝宝发病比较容易、传变迅速，可能上午还是流清鼻涕的外寒阶段，到了中午就开始流白或黄鼻涕了，或者清鼻涕都没有注意到，就直接黄鼻涕了。所以不要纠结感冒怎么没有按规矩一步一步出牌，只要症状吻合，都是可以使用对应手法的。

在孩子生病的时候，一定要饮食清淡，不吃油腻、不易消化的食物，人为加重宝宝肠胃负担，会不利于疾病的恢复，切记切记！孩子生病不爱吃饭，不要焦虑，只要治疗方法得当，不用寒凉药物伤了根本，宝宝的自愈力非常强，等恢复了，胃口自然就开了。

　　婴儿在母亲怀抱中哺育成长，从母亲获得最初的感情和思想。可以说精心培养孩子心灵的母亲，是伟大的母亲。

——康克清

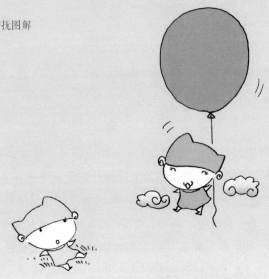

发热：
别怕，妈妈做你的守护天使

@喻菡　年龄：36个月

　　小姑娘喻菡，一直是父母的骄傲。不仅长相甜美招人喜爱，说话也比同龄孩子早，交流互动的时候显得落落大方、彬彬有礼，很乐于把自己编创的故事和其他小朋友分享。

　　可尽管是妈妈的骄傲，但按照健康等级说，喻菡就显得有点弱不禁风了，属于先天不足、体质差的类型。中药西药不断，长得纤细瘦弱不说，免疫力还低，一有天气变化就会患病，在成长的每个阶段都缺不了妈妈的悉心呵护。令人烦恼的是，妈妈照顾得越精细，喻菡的抵抗力就越差。

这个周末去游乐场玩，很久没有户外活动的喻菡显得格外兴奋，一路上，她对周遭一切都充满好奇，想要去了解个究竟。在公园里看到乐队表演，喻菡随着舞台上的舞者一起欢乐舞动，好像一点都不会累，很快出了满身满头的汗。见到周围的人都投来了赞许的眼光，她显得更加自信，也更乐于在众人面前表现自己。

孩子开心，妈妈倍感欣喜，在回家的路上还奖励给喻菡一只大大的七彩冰淇淋，冰冰的、甜滋滋的。喻菡学着平时妈妈夸奖她的样子，张开双手很夸张地说："Nice ！ Good ！"

玩了一天，刚刚到家，喻菡就累得睡着了。看着她脸蛋红扑扑的可爱模样，妈妈忍不住偷偷亲了一下——哎呀，怎么有点烫？一量体温，38 ℃，孩子发烧了！

妈妈先把喻菡摇醒，喂她喝了些温开水，然后把她的衣服解开，拿温水和湿毛巾擦拭身子。忙了好久，烧退了，她沉沉地睡着了。

半夜，妈妈发现喻菡又发烧了，还一个劲地发抖。再量体温，已经烧到 39 ℃了！于是赶紧找来退热药喂孩子吃了，还拍了几张照片发到朋友圈求助……

半个钟头左右，喻菡身上出了很多汗，烧也退了。但是妈妈的心却一直悬着，不敢再睡觉。果然凌晨四点多，又烧了起来！

天蒙蒙亮，妈妈马上带着喻菡来找我 ……

发烧医学上称为发热，就是指体温升高，也包括体温不高但自觉发热，或触摸发热的症状。最常见的就是外感引起的发热，在所有感冒的症状中，最让父母揪心的就是发热，尤其是高热，其次就是咳嗽了。

之前讲感冒的时候，已经提到过发热的处理方法，这里再单独拿出来，更详细一点地讲讲。发热的病因除了外感外，还有阴虚、气虚、食积、惊吓等原因。发热 37.5 ℃ ~ 38.5 ℃为低热，一般不建议用药，首先选用物理降温；38.5 ℃以上，则应遵照医嘱用药。不过对于一般的发热，小儿按抚的效果还是很好的。

✳

外感发热：中医治病讲究辨证论治，所谓"病不辨则无以治，治不辨则无以痊"。首先要判断什么是外感发热，这里就不再赘述如何细分风寒还是风热了，一般只要有发热、恶寒畏冷、头痛、鼻塞流鼻涕、咽喉痒痛、舌苔薄白或者薄黄、脉浮或浮数、指纹红或紫浮露，可以按照下面的方法按抚：首先用外感四大手法来打头阵，比较轻的发热基本上就可以退热了。开天门 300 次，推坎宫 300 次，按揉太阳 3 分钟，揉耳后高骨 3 分钟（2~3 岁小儿为例）。然后就是平肝清肺 300~500 次，清天河水 200~500 次，可以达到宣肺解表退热的目的。

一般这类孩子经过按抚治疗一次后，体温就可以降下来。下午体温会略有波动，第

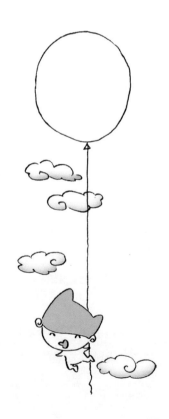

二天采取同样手法治疗后，体温基本会控制在正常范围。

临床上小儿的发热以外感为多，所以若是 39 ℃以内，可以试试上述手法，既方便也可以避免药物副作用。这类孩子起病较急，抚触治疗效果较好，但家长在家自行治疗效果不佳的时候，一定要带孩子到医院接受进一步的治疗。

当体温超过 39 ℃，不用退六腑就很难退热了。可能是体温超过 39 ℃时，有部分热转为里热（就是伴有阳明实热），所以单用清天河水效果往往不好，配上六腑时体温就很容易退下来。如果孩子嗓子痛，则建议配合掐少商和吮痧，先天突穴吮痧，再吮大椎。

积食发热：这是一种比较常见的发热。积食发热的症状主要是高热及呕吐，吐出来的东西比较酸臭，还有腹胀、腹痛、便秘，舌苔变化非常明显，比较黄腻，脉是滑数，指纹紫滞。

养儿有句俗语："若想小儿安，三分饥与寒。"我们如果能够做到，孩子的体质就会非常好。三分饥并不是让孩子饿着，是适度饮食。孩子脾胃本来虚弱，但身体发育快，需求非常大，但小儿不知自节，遇到可口的食物，肯定超食量地多吃。这时需要家长正确引导控制，不要让其暴饮暴食，甚至刻意地让孩子多吃，这会导致脾胃负荷过重，久而久之就会引起脾胃受损。

现实生活中还有一种情况，很多时候，不是孩子吃得多，而是家长喂得太多，特别是有些老人，觉得孩子吃得多是一种光荣。所以有些孩子，就这样在婴幼儿期被家长把脾胃撑坏了。

积食引起的发热，肯定是先消食导滞，用清胃、来回推板门，再配合四横纹帮助疏通三焦。尽快让孩子通便，把五脏六腑的浊气通过大肠排泄也是重中之重。热度 38.5 ℃以内用清天河水，超出 38.5 ℃用退六腑。

大便不通引起的发热可用蜂蜜丸来治疗，可很快把体温降下来，好比下水道堵了，热肯定是往上走的。孩子 2 岁以上的，通便后还可以用姜蘸着温水做一个膀胱经刮痧，体温可以下降比较快。

蜂蜜丸的制作方法：把蜂蜜放在一个勺子里面，在火上熬一下，等蜂蜜烧开变红，然后把它晾凉，制作成一个条状，揪成比花生米粒稍微大一点的两块，将其塞到孩子肛门里面去，很快会让孩子排便。积食发热用蜂蜜丸通便，效果比开塞露更好。

❋

阴虚发热：这类型的孩子，平时会心烦易怒，一般下午开始低热，手心脚心比较热，晚上爱出汗，尤其是刚睡着那一会儿特别容易盗汗。你看他（她）的舌头，舌红少苔，易出现地图舌花剥苔的情况，脉细数，指纹淡紫。

阴虚的孩子一定要补肾，二马穴多做一下，时间多推一会儿，然后可以清补脾。一般阴虚发热都用清天河水、揉涌泉穴，还可以艾灸涌泉穴，起到引火下行的作用。

❋

惊吓发热：有很多孩子是受惊吓以后才开始发热。主要特征就是面色发青，后枕部热，耳郭凉，然后哭闹不安，睡觉特别容易惊醒或睡中手脚乱动。

"恐伤肾"，所以比较简单的治疗惊吓发热的方法就是先补肾，在腰部捏脊的位置，多做几次"三捏一提"。之后是平肝、揉小天心、按揉百会，可以镇静安神。再配合推上三关，使惊热外散；取天河水，清心火、安神志、退惊热。

　　惊吓发热的取穴：补肾、腰部捏脊、平肝、小天心、百会、上三关、取天河水。如果受惊吓以后还出现腹泻，则需要加一个外劳宫。

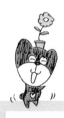

　　成为母亲之前，需要经历一个漫长的孕育阶段，对上天赐予的这个孩子充满了期望，想象着他（她）将是聪慧、可爱、富有艺术气质或具有无穷潜力的。但是结果呢？可能就是个平凡普通的孩子。

　　即使不是一个想象中的"天使宝宝"，但也许是一个温和有礼的孩子，或者是一个害羞细腻的孩子，又或者是一个极具韧性的孩子……每个孩子都是独一无二的，自有其优点。你愿意充满热情，用满腔的爱去接纳吗？

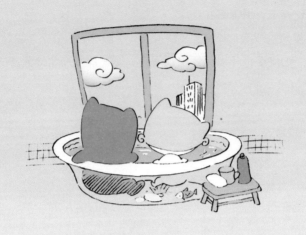

咳嗽:
咳咳咳，就是咳不停

@梓屹　年龄: 16个月

梓屹突然就咳嗽起来，也不知道是什么原因引起的。起初家里人没太在意，可是已经断断续续快一个星期，也不见好，好像还有些加重！这时梓屹妈妈才意识到，是不是要开始用一些止咳的方法。

很多人认为咳嗽不是病，而是某些疾病最初期出现的一种非特异性症状，是身体的一种自我保护性现象。理论上可以这样说，可是听到孩子的一阵阵咳嗽声，做妈妈的能不揪心嘛。

梓屹妈妈打电话请闺蜜支招。闺蜜说，天气转冷，多半是着凉了，用热水袋敷背祛寒试试。还叮嘱她：千万别一点点小咳嗽就去医院，会交叉感染的，而且医生大多会建议输液治疗；还说止咳糖浆也要尽量少喝，吃多了对身体不好……

梓屹妈妈觉得闺蜜说得有道理，挂上电话后，心安定了很多。她找来热水袋，灌满 40 ℃左右的温水，用薄毛巾包好后，贴着孩子后背靠近肺部的位置，反复捂着。据说这样可以快速祛寒，能很快止住咳嗽。可是坚持捂了 2 天，每天 1 小时，咳嗽还没有见好。尤其是到了夜里，孩子咳得特别厉害，鼻子呼哧呼哧的，喉咙里有痰声，想咳又咳不出来，小脸憋得通红，十分难受的样子。

这个时候，梓屹爸有意见了："孩子生病就该看医生，万一有什么问题，耽误了怎么办？明天就带去打吊针！"而妈妈不肯让步的原因是反对给孩子打针："这针打下去的副作用不要太多！"

于是她决定双管齐下，热敷的同时，用食疗的方式给梓屹止咳，炖姜汁、煮枇杷叶水、冰糖雪梨……也不辨寒热，连喝了一周多，收效甚微。

随着各种止咳方法都用完了，时间也过了一个月，孩子的咳嗽还不见好。连邻居们都在议论纷纷：好不着调的娘，孩子咳了那么久都不带去看看医生。

梓屹妈终于顶不住压力，去医院挂了儿科。

让人揪心的小儿咳嗽（急、慢性支气管炎），是儿科临床最常见的疾病之一。外感风寒或者风热、内热，或者形体虚弱，都会引起咳嗽。不过病因不同，咳嗽的表现也是不一样的。"五脏六腑，皆令人咳，非独肺也"，也就是说，其他脏腑的多种因素都能影响到肺气而引起咳嗽。

　　咳和嗽是有一定区别的，有声无痰的是咳，有痰无声的叫嗽，有声又有痰的，才叫咳嗽。咳嗽的情况有很多，不过概括起来，不外乎外感与内伤两大类。

　　小儿因为腠理不密，抵抗力低，容易感冒。而且其肺脾易虚、肺脏娇嫩，外邪一旦侵入口鼻，首先伤害肺腑，因而在外界气候冷热比较多变的冬春季节，最容易引起咳嗽。这个时候表证多，也就是所谓的外感导致的咳嗽居多。治疗上应宣发肺气、疏通腠理，使病邪外出，风从表解，可以用解表法。如果没有汗，也可以发汗，让寒通过出汗排出去。同时，咳嗽有时间长短之分，新咳多为外感，久咳多为内伤。

　　在讲咳嗽具体辨证之前，先介绍一个治疗小儿咳嗽基础方。

　　清肺平肝法（3~5分钟）：清肺经，有清肃肺脏、化痰顺气之功。平肝能清肝火，降气化痰，利于肺的清肃，对各种咳嗽有效。

　　逆运内八卦（2~3分钟）：可以化痰行气。

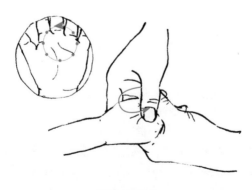

逆运内八卦

点揉天突： 点揉约 1 分钟或拨揉 1~3 次，虚证轻刺激点揉，实证拨揉以探吐（拇指置于天突上约 1 寸，按揉并拨之，使孩子咳）。这个手法在家操作时，注意不能暴力，要轻柔。

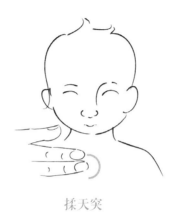

揉天突

肃肺法（3~5 遍）： 抱孩子侧向坐于大腿之上，两手掌一前一后夹持孩子前胸后背，从上向下依次推抹、搓揉、叩击 5~8 次，挤压 1~3 次，每天 1 遍。

化痰顺气： 搓摩胁肋 5~10 遍，与肃肺配合效果明显，有较好的化痰及引气下行作用。

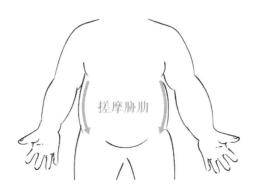

搓摩胁肋

　　这个基本配方，在完全不懂辨证的时候，可以在家作为治疗咳嗽的辅助疗法。

　　感受外邪所致的咳嗽，称为外感咳嗽，其中风寒咳嗽和风热咳嗽最常见。

　　风寒咳嗽：主要特点是咳嗽频作、咽痒声重，如果孩子会吐痰的话，痰是比较清稀的，鼻塞流涕、恶寒发热、无汗或少汗、舌苔薄白、脉浮紧或缓、指纹浮红。调理思路就是散寒解表，化痰止咳。风寒不用配合基础方也可以，如果只是舌苔白，就揉外劳宫3~5分钟，揉膊阳池3~5分钟，平肝3~5分钟，清肺3~5分钟，补脾5~8分钟，揉掌小横纹3~5分钟。有流清鼻涕的情况，可以用一窝风3~5分钟，膊阳池3~5分钟，平肝2~5分钟，清肺3~5分钟，补脾5分钟，清板门来回推3分钟，逆八卦3~5分钟。

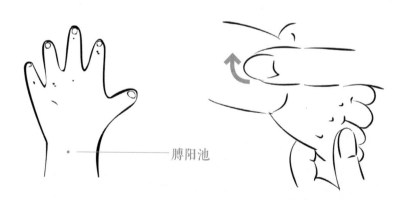

膊阳池

风热咳嗽：主要特点是咳嗽、咽喉不适、口渴、舌质红、舌苔薄黄、指纹紫色。如果能咳出痰来，痰略黄。调理思路就是祛风清热，止咳化痰。可以用基础方配合平肝 2~5 分钟，清肺 3~5 分钟，补脾 5 分钟，清板门来回推 3 分钟，逆八卦 3~5 分钟，清天河水 1~3 分钟，清天柱骨局部潮红为度，补肾 3 分钟。

除了外感引起咳嗽外，另一个主要原因就是内伤所致内伤咳嗽。

痰湿咳嗽：小儿消化不良时，导致脾被湿困，痰湿阻滞，就容易引起肺气不宣而发生咳嗽。这个时候咳声就会显得重浊，痰多色白而稀，胃口也不好，可能还会感觉胸闷、舌苔白腻、脉濡。

调理就需要燥湿化痰了。因为脾胃运化不好，才导致痰很多，这就是中医说的"脾为生痰之源，肺为储痰之器"，肺不过是受害者。

此时可以配合基础方，另外需要重点操作的就是板门穴。仔细去摸孩子的板门穴，应该有明显的结节或者硬块，慢慢揉开。再加上掐四横纹 10 遍，补脾 5~10 分钟，逆运八卦 5~8 分钟，配合捏脊。

阴虚咳嗽：形体虚弱，久咳伤津，致使虚火上泛引起肾气亏损。一旦肾不纳气，此时肺气就更虚，咳嗽有可能越来越重，这就成了阴虚咳嗽。有一个简单的鉴别是傍晚咳嗽加剧，伴嘴唇红，就说明是阴虚。

阴虚咳嗽的症状主要有久咳、咽喉不利、干咳无痰或痰少而黏不易咯出，或喉痒声嘶，或痰中带血，面颊红赤，午后潮热或手足心热，盗汗，咽干口渴，舌红少苔，脉细数，指纹深红。

此时可以平肝 2~5 分钟，清肺 3~5 分钟，补脾 5~8 分钟，清板门来回推 3~5 分钟，逆八卦 3~5 分钟，清天河水 1~3 分钟，补肾 3~5 分钟，揉二马穴 3~5 分钟。

还有一种情况是咳嗽无痰，即所谓的干咳，表现为舌质淡红，黄白苔。在中医看来，干咳并不是完全没有痰，而是痰太黏，不容易咳出。

按抚的手法和阴虚咳嗽基本类似，但不用揉二马穴。需平肝 2 分钟，清肺 5 分钟，补脾 5 分钟，清板门来回推 3 分钟，逆八卦 3 分钟，清天河水 1 分钟，补肾 3 分钟。

最让父母难忍受和担忧的咳嗽是夜咳，有些孩子白天很少咳嗽，半夜阵发性咳嗽，咳得停不下来，根本无法入睡。父母在一旁干着急，却帮不上什么忙。这种情况，很多人觉得是肺燥或阴虚咳嗽，我认为这跟孩子脾胃虚弱有寒有关。

可以用按摩孩子后背的方法来治疗——用示指和中指夹住脊柱来回推，揉肺俞穴周围的背部，重点在肩胛骨与肺俞穴之间。具体操作为：孩子俯卧，家长用大拇指尖或小鱼际按揉其背部的肺俞穴 5 分钟。然后，向两侧分推肩胛骨 100 次。分推肩胛骨其实就是类似于双手同时共写一个"儿"字。再者推胸 1~4 夹脊穴 100 次，推胸 7~12 夹脊穴 100 次，揉肺俞穴 50 次，揉背 1~3 分钟，最后捏脊 5~7 次。

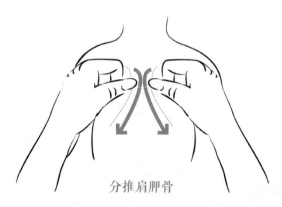

分推肩胛骨

揉肺俞

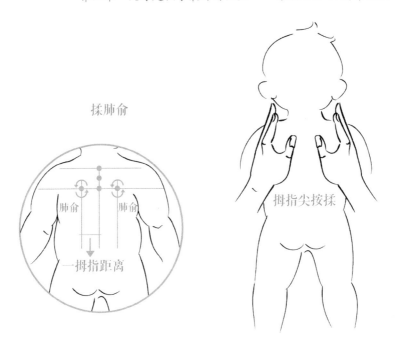

肺俞　　肺俞

一拇指距离

拇指尖按揉

在这里再强调一下关于捏脊，很多家长在做"三捏一提"的时候，提得不到位。我有个小技巧：需要提的时候，不要从捏的时候就开始发力，这样会导致后续乏力。先捏起孩子脊柱的皮肤，到捏不动的时候，稳住，然后再重新发力，往上一提，下面的瘀滞就很容易疏通开了。

听名字就棘手的百日咳（顿咳），由于病情缠绵，很长时间都不能痊愈，顿咳长达百天之久。百日咳一年四季都可发生，但是尤其好发于冬春季节，并且多发生在 5 岁以内的小儿。因多为阵发性的连续咳嗽，又称顿咳，咳后伴有鸡鸣样吸气性回声等特征。

百日咳的病因主要有两点：一是由于内蕴伏痰，也就是吃了过多肥甘厚腻、口味厚重的食物，引起脾胃虚弱而脾虚生痰；二是由于外感时疫，也就是说受到外界环境的影响，伤及肺脏，使肺的功能降低。

百日咳因为病情长、易反复、较难治愈，还容易引起并发症，所以要及早预防治疗。百日咳在不同的时期，会有不同的症状表现，要先分辨清楚属于哪个阶段，才能选择对证的穴位和手法进行治疗。

第一个阶段，为初咳期，大约持续 1 周的时间。这个时候孩子的表现与风寒感冒症状很相似，低热、咳嗽、流鼻涕偶有喷嚏、痰多稀白、舌白苔淡且湿，面色㿠白，起病后 1~2 天发热。前面这些症状会逐渐减退，但咳嗽会加重，白天较轻夜间重。因为咳嗽初期病位在肺，所以尽量选取一些解表散寒、燥湿化痰止咳的热穴来宣肺止咳。以温化寒痰、宣肺止咳的思路，选择补脾、清天河水、揉一窝风，加外劳宫、顺运八卦、推四横纹。

第二个阶段，为痉咳期，又称发作期，持续 2~3 周的时间，最长的甚至达到 2 个月。这个时候孩子的咳嗽逐渐加重，表现趋向内热，咽红，咳嗽更加严重，呈阵发性和痉挛性，咳声短促，连续十几声而无吸气的间隙，最后排出一口痰缓解，继之咳嗽暂停。当深吸气时发出一种特殊的回声，有点像鸡叫的声音。痰中偶带血、眼睛充血、面赤唇红，或伴有发热、舌红苔薄黄或黄腻、脉滑数、指纹青紫或紫滞。痉咳次数明显白天少夜里多，这时调理思路就变成了降气化痰，清肺泄热，镇咳降逆。配穴为清肺、揉掌小横纹、逆运八卦、清胃、退六腑、捏天突、清大肠。

第三个阶段，为恢复期，持续 2~3 周。这时孩子的阵发性痉挛咳嗽逐渐减轻，特殊回声逐渐消失，呕吐减少，咳声无力。气短气弱或食欲不振，容易出汗，舌质红少苔或舌淡脉虚弱，指纹淡。没有并发症的孩子，一般半个月后即可恢复健康。这时的调理思路应为益气养阴，润肺止咳。可以揉二马、补脾、清肺、揉外劳宫、顺运八卦、揉四横纹、揉足三里。

说完咳嗽，再聊聊痰的学问。

小孩咳嗽基本不会吐痰，大多只会呕痰，即使痰液已经咳出也只会将痰液吞下。那么，家长可以给他们拍背以利于痰液的排出。

家长在孩子咳嗽时，抱起孩子，用空掌轻轻拍宝宝的背部，上下左右都拍到。如果一拍到某一部位时，孩子就咳嗽，说明痰液就积在此处，应重点拍。多数是在肩胛下的部位，也就是肺底部容易积痰。只要有痰的刺激，孩子就会咳嗽，一旦痰液排出，咳嗽症状就会减轻。最好在孩子刚睡醒或临睡前都拍一下背。

如果这样做也不能把痰咳出来，想通过痰的颜色（白痰或黄痰）以及痰的有无来鉴别寒咳、热咳和干咳，就比较难了。

那如何来鉴别呢？可以试试通过小孩舌苔和饮水情况来鉴别。如果口渴饮水，则是热咳；舌苔白，则是寒咳。如果这两种情况都没有，则是干咳；如果这两种情况都有，则是寒热错杂。

实在辨证不清就按基本方处理，再配合夜咳的手法，或者咨询专业医生。另外记住孩子咳嗽有痰，可以配合按揉手上肺经的孔最穴（前臂掌面桡侧，尺泽与太渊连线上，腕横纹上 7 寸）和脚上的丰隆穴。

小儿咳嗽，无论辨证为何种咳嗽，咳嗽初期必解表，不得使用滋阴的穴位（如补肾、揉二马等），以防引邪入里。

咳嗽的护理也很重要。很多孩子咳嗽绵绵不愈，就是因为家长护理不当造成的。想要化痰，先管住嘴，加强脾胃的运化功能。建议给孩子晚饭要吃早一点儿，吃少一点儿，这样对脾胃是一种保护。附加一句，牛奶也算饭，而且不容易消化。看孩子平时有没有吃多，有个观察小技巧可以用——就是看孩子的肛门。如果肛门发红，就说明吃得有点过了。另外提醒，咳嗽期间一定不要喝酸奶。

期盼孩子不受病痛折磨，是每位父母的心声。在养育幼儿的过程中，吸收和采纳他人意见的同时，也不要盲从，要尊重内心真实的需求和主张，并勇于表达想法。因为，最爱孩子、最了解孩子的人，就是你！

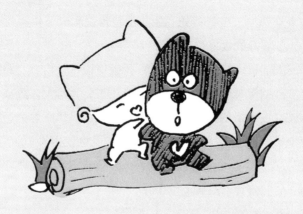

哮喘：
妈妈，我有点憋得慌

@ KOKO　年龄: 32 个月

做全职妈妈实在是一件疲惫的事。所以，KOKO 妈眼看着 KOKO 离上幼儿园的时间越来越近，心里很是高兴。孩子上了幼儿园，当妈的相当于"半解放"。这一高兴，连 KOKO 偶尔出现的干咳，妈妈也没怎么太在意了。

KOKO 妈当然也会问小区里其他妈妈："哎呀，我家 KOKO 近来时不时咳嗽一两天，不过没什么痰，也不见其他什么反应，要不要紧？"

妈妈们的反应很是不一，有些说不要紧，有些则让她带孩子去看下医生，还有热心一些的妈妈，绘声绘色地说起自己用雪梨蒸川贝给孩子吃，止咳润肺的效果有多好。

三四天后，KOKO又一次咳嗽，妈妈随口说了一句："妈妈带你去看医生哈。"结果KOKO大哭起来，死活不去，她与大多数孩子一样，本能地害怕穿白大褂的人。见KOKO不愿意去，妈妈心里也烦医院那长长的候诊队伍，再想想小区妈妈们的话，便也就由着KOKO咳去了。KOKO妈想：看她能吃能睡能跑，一点点咳应该不会有问题吧？再说，动不动就上医院打针，对孩子可不好！

这么一想，KOKO妈原有的心理负担消失了，决定不带孩子看医生。

一个周末，午睡起床后，KOKO没什么精神，呆呆地坐在沙发上，向妈妈索抱抱。妈妈把孩子搂过来，像以前嬉戏那样紧紧地抱了抱她。突然，孩子的手脚急促地舞动起来，脸色苍白，呼吸十分困难的样子。妈妈吓坏了，还以为自己将孩子抱得太紧，导致她快窒息了。

KOKO妈松开手，把孩子放下并解开她的衣服，让孩子的呼吸顺畅一些。KOKO却越发烦躁不安，连哭都来不及哭，只剩下急速地呼吸，还耸着肩喘息不已，鼻翼扇动得很快……妈妈吓得浑身发颤，呼吸都要停止了，顾不得抹一把急出来的眼泪，急忙打电话给"120"，并向邻居求助。

这时KOKO已经哭出声音，伴随着喘息和咳嗽。邻居是位医生，观察了一会儿，肯定地说："这八成是小儿哮喘，长期咳嗽就容易落下这个病。快走，车来了，去急诊。"

哮喘是小儿常见的一种呼吸道疾病。哮，是以呼吸急促、喉间有哮鸣为特征；而喘是以呼吸困难，严重者呼吸时张口抬肩，鼻翼扇动为特征。两者多同时发生，所以一般都合并叙述。

小儿哮喘一年四季均可发病，尤以秋冬季气候急剧变化时为甚。现代医学认为哮喘是一种常见的、发作性的、肺部过敏性疾病，多在过敏体质基础上吸入过敏原微粒或呼吸道反复感染后引起。

站在中医的角度，认为哮喘是因为在外受了风寒引起肺气不宣，或是痰湿瘀滞导致肺的宣发肃降功能失常，呼吸不顺畅而引发的。还有就是久病之后，体质越来越差，肾气也不足，气不回纳，诸气上浮而致喘，很多时候在劳累后就诱发了。临床表现为发作前常有鼻黏膜发痒、流涕、喷嚏或全身不适等前驱症状，然后突感胸闷、呼吸困难，哮喘的发作可短暂或持续。严重时出现张口抬肩、难以平卧、大汗淋漓、四肢发凉、颈部静脉怒张等。

而小儿哮喘主要是由于肺脾两经的经气不足，抵抗力较弱，不耐风寒所致。明代儿科医家薛铠说："喘急之证，多因脾肺气虚，腠理不密，外邪所乘，真气虚而邪气实者为多。"

急性支气管哮喘，多为实证、热证；肺脾虚弱，反复发作已成慢性，多为寒证、虚证。所以说，小儿哮喘不外乎寒热虚实，只是寒热的转化，虚实的互见，在调理的时候一定要注意。

在哮喘发作期，主要表现为咳嗽气喘、呼吸困难、喉间有哮鸣音，严重的还会张口抬肩，不能平卧。治则以平喘为主，采用宣肺散邪、祛痰定喘的方法。

寒哮：如果是寒证引起的哮喘，还会有面色青白，四肢不温，怕冷，口不渴，痰少稀白，舌质淡、苔薄白或白腻，脉浮滑或沉细，指纹淡红等症状。调理思路是温肺化痰，止咳平喘。配穴选择逆运内八卦、揉外劳宫、揉一窝风、平肝清肺、推四横纹、定喘穴、擦肺俞、搓摩胁肋。

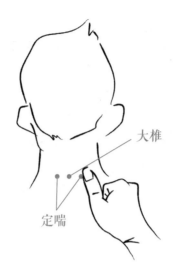

大椎穴两边旁开0.5寸，各有一个穴位称为定喘穴，具有止咳平喘的功效。治疗可以加上大椎吮痧，面积稍微扩大一些至定喘。肺俞穴擦热，配合擦"工"字背就更好了。

热哮：如果是热证引起的，就会面红发热，口易渴还喜欢喝冷饮，小便黄，大便干，痰黄稠，舌质红、苔薄黄或黄厚，脉浮数或滑数，指纹色紫。调理思路是清肺化痰、降气平喘。取穴为逆运八卦、小横纹、退六腑、平肝清肺、揉二马、搓摩胁肋，再配合天突、定喘穴吮痧。

*缓解期：*哮喘缓解期主要症状有自汗多、怕冷、气短乏力、咳嗽痰多、食少、大便溏稀、容易感冒。舌质淡、苔薄，脉缓无力或沉细。

缓解期要以扶正为主。对小儿来说，扶正要着重于调理脾胃。一般脾胃虚弱的孩子，消化吸收不好，抵抗力就薄弱，不耐风寒，如调护不好，哮喘病就容易复发。若经常发作，又会使消化吸收的功能减弱，

揉掌小横纹

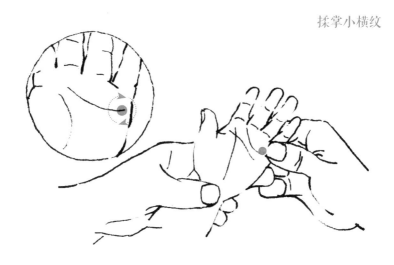

以至于形成恶性循环。哮喘反复发作的孩子，往往面色苍白或者面黄肌瘦，还有小便不利或者尿频，四肢也发凉，这说明已经不仅仅是脾虚，肾气也受到影响。所以很多虚证哮喘，肺、脾、肾都要兼顾。

　　家中防护调理的思路是健脾益肺，补肾纳气。取穴为补脾、小天心、二马、补肾水、捏脊、揉腹、擦"工"字背。

　　小儿按抚治疗哮喘的好处在于没有任何的毒副作用。长期使用激素和消炎药物，会造成孩子脾胃损伤，骨质疏松，药物依赖，从而对肝肾造成长久的伤害。经常听到家长谈及现在许多哮喘宝宝，由于长久使用激素，造成药物依赖，七八年都不能停药的不在少数。

　　经过一两个疗程的调理，大多数症状都得到了缓解。但妈妈们担心停止按抚会不会反复？要知道，咳喘是一种慢性病，按抚调理是一方面，饮食护理同样重要。在咳喘得到缓解以后，要对宝宝进行扶正和脾胃的调理，这是一个漫长的过程。平时饮食一定要有节制，可以适当加强营养，多出去晒晒太阳，尤其以晒后背为主。适当加强活动，增强体质，注意汗后不要吹风，注意保暖，防止感冒。

通过调理脾胃，增强锻炼，提高免疫力，让支气管哮喘得到根治不是天方夜谭，只是时间的长短而已。

我们太在意"好父母"的形象，把慌张和焦虑都包裹了起来。其实不如坦然接收新手父母的慌乱，更有耐性地面对眼前发生的事，直到自己真的平静安宁下来，才能带给孩子力量。

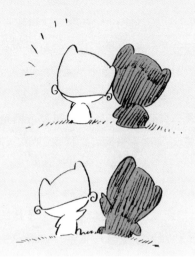

鹅口疮：
得了鹅口疮，竟是因为太过干净

@ 开心　年龄：26 个月

开心宝贝乖起来的时候是一个可爱的小萝莉，可淘气起来就成了一个假小子。全家人送开心一个绰号：混世小魔王。平时爸爸妈妈上班很忙，没有时间陪伴开心，孩子大部分时间由祖父母照顾。都说隔辈亲，这话不假，尤其是奶奶，对开心一向都是有求必应。

有一回奶奶带开心去大伯家做客，大伯家养了一只折耳猫，孩子见了喜欢得不得了，回家的时候抱着就是不撒手。大人要把猫抱走，她就扯着嗓子哭，表示自己的反抗。

奶奶哪舍得让开心痛哭，便和大伯说："这猫和开心相处得那么好，能不能商量下，以后由开心来照顾，我们会好好对待它。开心高兴，这猫也有伴了，两个小家伙儿就一起长大吧。"大伯同意了。

开心妈妈开始不太愿意家里养猫，她认为孩子太小，家里没人有多余精力再去照顾一只宠物。可是老人却表示愿意来分担工作量，还说："和宠物一起长大的孩子个性好，懂得分享，以后在社会上更容易融入集体。"听闻此话，妈妈便没有再言语。

从此，开心天天追着那只猫又亲又抱，搞得一嘴猫毛也不在乎，有时候还把自己喝着的奶瓶硬塞到猫咪嘴里，分享她的牛奶。奶奶感慨，两岁的孩子本不容易和别人建立合作关系，偏偏和一只猫相处得这么融洽。

但孩子跟猫如此亲近，开心妈妈却没办法"适应"，经常追着开心"消毒"，并且打算狠狠心给开心戒奶瓶。

半个月后的一天，妈妈突然发现开心不爱吃东西了，而且越吃越少，越吃越慢。除了抱着奶瓶咂奶的时候不出声，其他的时候，一看食物就躲闪。

奶奶不相信，特意做了孙女最爱吃的鲜滑鱼丸。开心眼睛一亮，迫不及待抓了一个放在嘴里，可很快，她就吐了出来，"哇"地一声哭了。妈妈以为开心被烫着了，让开心张开嘴巴。只见孩子的口腔黏膜表面覆盖着一些白色的，像是乳凝块的小点。

妈妈问道："这是什么？"

奶奶也好奇地探过了头，看了说："会不会是奶斑？"

妈妈找来棉签，用温开水蘸湿后，轻轻地伸进孩子的嘴巴去擦拭，发现局部黏膜红红的，看起来有些粗糙，微微还有点溢血。

略懂中医的爷爷仔细一瞧，立刻喊道："哎哎，别弄了！这不是奶斑，中医管这个叫'雪口'，就是鹅口疮，擦破就麻烦啦！"

患鹅口疮的婴幼儿，其口腔、舌面满布白屑，白屑周围有红晕，色微红，互相粘连，随拭随生，不易清除。在感染轻微时，白斑不易发现，也没有明显痛感，只是在进食时有痛苦表情。等到严重蔓延至咽喉及鼻部的时候，孩子会因疼痛而烦躁不安、胃口不佳、啼哭、哺乳困难，有时伴有轻度发热。

鹅口疮多见于新生儿和久病体虚的婴幼儿，长期用广谱抗生素也可引起此病。

鹅口疮一般是什么原因引起的呢？导致鹅口疮的罪魁祸首不是细菌，是白假丝酵母菌（白色念珠菌），它是一种真菌，在消化道内无所不在，但并不一定会引起黏膜损伤，发不发病主要取决于消化道内的细菌情况。这种疾病多见于生活环境太过干净的孩子！要知道，消化道内的细菌是白假丝酵母菌的天敌，如果过于干净，完全没有细菌生长的余地，白假丝酵母菌就有机可乘。

《诸病源候论》中已对鹅口疮做了较为系统的论述："小儿初生口里白屑起，乃至舌上生疮，如鹅口里，世谓之鹅口。此由在胎时受谷气盛，心脾热气熏发于口故也。"明确指出了鹅口疮是由心脾积热所致。

何解？宝妈在怀孕的时候，如果性格比较急躁，又喜欢吃辛辣燥热的食物，那么宝宝还在母体的时候就深受其害，出生以后就反映出来了。

口生白屑，这种情况会逐渐蔓延，甚至布满口舌。孩子表现为面赤唇红、烦躁不安、吮乳啼哭、大便干结、小便短赤、脉数、指纹深红。调理时需要注意清心泻脾，解毒除疮。用清脾胃化去脾胃里面的湿热，用清天河水来清心火，配合退六腑、清大肠通便泻热。

此外，还有一种原因是宝妈怀孕之前身体比较差，肝藏血不足，肾精也有些亏损，或者孩子出生以后因为一些疾病，长时间没能康复，致使小儿肾阴不足，水不济火，虚火上浮。

这种情况下，孩子的白屑相对会比较散，看起来还有点干，口腔内黏膜淡红。容易潮热盗汗、颧红、舌质淡红少苔、脉细数、指纹淡红。调理思路是滋阴养血、降火除疮。用取天河水清心降火，揉二马及搓涌泉补肾滋阴，清胃去胃中虚火，倒捏脊并顺便把膀胱经也捏一下可引火下行。

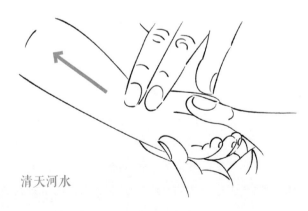

清天河水

揉二马

二人上马

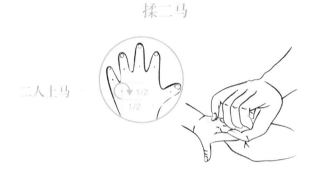

搓涌泉

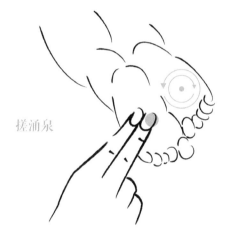

✳

鹅口疮的解释和医治都不复杂，还险些让一只猫担了全部责任。其实鹅口疮的预防很简单，首先就是还给孩子一个正常的生活环境。环境卫生、用具清洁是减少婴幼儿疾病的前提，但过于干净未必是好事。千万别给孩子滥用抗生素、除菌用品及消毒制剂，否则所有细菌都给杀死了，真菌没有天敌，岂不是越帮越忙？

　　再就是适时适量服用些益生菌制剂，可以帮助孩子调整和恢复肠道正常菌群。注意孩子的日常口腔清洁，食物残渣在口中存留时间长，会给白色念珠菌的生长繁殖提供有利条件。对于小一些的宝宝，大人可以用纱布把自己的手指包起来，蘸淡盐水给他（她）清洗口腔。两岁以上的孩子，每天刷牙漱口即可。

　　年幼的孩子，身心都需要呵护。如果父母将孩子成长的各个阶段，都视为双方情感与精神发展的契机，尽量多抽些时间去陪伴，对其人格培养和习惯形成有莫大好处。在父母的言行举止里，他们体会到爱的滋润，学会在未来复杂的社会环境中去分辨什么是真正的平和。

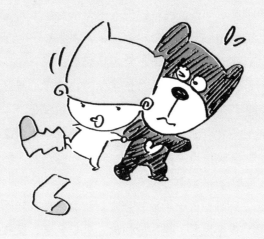

呕吐：
脾胃，难伺候的"小主子"

@浅浅　年龄：3 个月

　　妈妈奶水不够，浅浅出生后又拒绝吃奶粉，每天饿得嗷嗷叫。在姥姥的强烈要求下，浅浅满月后不久，就随妈妈回了农村姥姥家。

　　姥姥家有散养的鸡鸭和自家种的新鲜瓜果蔬菜，姥爷还钓了很多鲫鱼养在大水缸里，每天早上捞起一条煮汤给浅浅妈吃。吃到了家乡味，浅浅妈胃口大开，奶水量很快就上去了。浅浅天天吃饱了就呼呼大睡，睡醒了接着吃，体重蹭蹭地上涨，妈妈亲昵地唤她"小猪"。

　　胃口好也带来了问题。浅浅妈现在的苦恼是奶水太多了，乳房经常涨得发痛，奶水会在不知不觉中溢出来，衣服被子会湿掉一大片，让她很尴尬。因此，浅浅妈每天都会用吸奶器挤掉一些多余的奶水，挤得有些费力，也很疼。奶水白白挤了倒掉，姥姥觉得好浪费，于是经常把浅浅摇醒了喂奶。等浅浅吸饱了，姥姥才放心。

　　这天浅浅妈正在午睡，浅浅醒了，有些哭闹。睡意蒙眬的妈妈直接翻了个身，侧卧着把浅浅抱在怀里，乳头一塞进浅浅嘴里，她立即安静下来，哼哼唧唧地吸起奶来。

　　刚喂完奶，妈妈把孩子平放在床上，打算给她换尿布。这时，浅浅突然张大嘴，毫无预兆"哇"地喷出一大口奶来！接着，幼小的浅浅伸着脖子，嘴巴大张，紧接着又连续喷出几口奶。因为来不及侧身，奶水喷得到处都是，有些甚至流到浅浅的眼睛和耳朵里……

　　姥姥听到浅浅妈的惊叫声，已经小跑进来。她迅速抱起孩子，将她竖着，一只手扶着脑袋让她靠在自己的肩上，另一只手握空拳由下而上轻轻拍打着孩子后背，直到浅浅打出嗝来。

　　姥姥一边擦洗一边告诉浅浅妈，宝宝吃完奶要竖着拍嗝，胃中的空气排空了，才不易吐奶；此外还应尽量把孩子抱起来喂奶，喂完不能立刻让孩子平躺……

　　心有余悸的新手妈妈开始上网查吐奶的资料，这才发现原来引起宝宝吐奶的原因有很多，除了喂奶方式不正确、吸入空气、过饱等生理原因外，还有可能是病理原因。

　　看来，带孩子真是半点马虎大意不得！

　　呕吐是很多婴幼儿常见的一种问题，因为很多疾病都有可能会引起呕吐。新手爸妈遇此情况，一般都会吓得不轻，手忙脚乱慌了神。

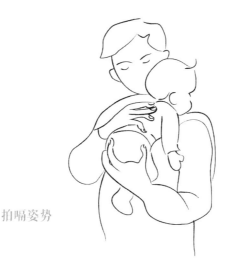

拍嗝姿势

其实多数呕吐是由胃气上逆而导致的，出现的情况会不同，有声音没有呕吐物叫呕，有呕吐物没有声音叫吐，有声有物才叫呕吐。

如果孩子吃完奶后，乳汁随着嘴角溢出，称为"溢奶"，这种一般不属于病态，只要改进喂奶的方法就可以解决。因为在喂奶前哭闹，或者吸奶的过程中，空气会随着吮吸动作进入胃里。胃是人体用来装食物的"口袋"，胃气往下降为顺，胃气往上逆就会"溢奶"，会有少量奶汁倒流至口腔内，也就是人们常说的"倒奶"。

这时可以把小宝竖立抱起，趴在家长一边肩上，手掌握成空心状轻轻拍宝宝的后背，直到有打嗝的声音，说明被吸进胃里的空气拍出来了，症状就立即缓解。

乳食积滞：我们都知道，婴儿累了、困了、尿了、身体不舒服了，都是以哭闹的方式来表达的，但新手妈妈不明白原因，第一反应哭了就喂奶，导致喂奶次数过多。本来孩子的胃只有其拳头那么大，非要撑得像个皮球。导致小宝的脾胃一直处在工作中，胃来不及消化，脾更来不及运化。时间久了，脾虚了，胃也伤了。

稍大的孩子，如果吃过多生冷、油炸、甜腻的食物，积滞在胃，也会损伤胃气。长此以往，让脾胃运化功能升降失调，一时胃气上逆发生呕吐。

这种情况的孩子，呕吐物有酸腐味或带明显不消化食物，口气发酸，不思饮食，腹痛腹胀，吐后胃部舒适，大便量多酸臭，或溏或秘，苔厚腻，脉滑实，指纹紫。

调理要把握消食导滞、和中降逆的原则。补脾经、揉中脘、揉足三里，健脾和胃以助运化；运板门、运内八卦、掐揉四横纹，宽胸理气，消食导滞；分腹阴阳（以双手拇指沿肋弓边缘，或自中脘至脐，向两旁分推）、腕横纹推向板门、揉右端正（中指甲根尺侧赤白肉际处）以降逆止呕。

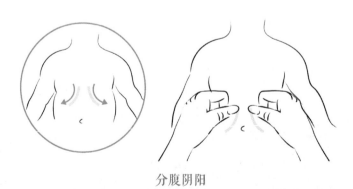

分腹阴阳

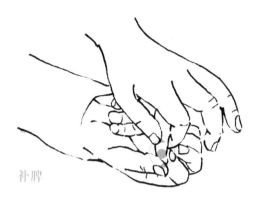

补脾

胃有积热：由于有些妈妈自己喜欢吃辛辣油腻的食物，哺乳期间不忌口，会使乳汁蕴热，小宝吃了这样的母乳，自然产生胃热。或较大的孩子吃了过多辛热食物，热气停留胃中，如果这时感受夏秋湿热之邪，积聚在中焦，就会导致脾胃升降失调，胃气上逆，而导致呕吐。

这种情况的孩子会食入即吐，呕吐酸臭，胃脘疼痛或闷，腹胀不适，身热烦躁，口渴喜饮，唇干面赤，大便气秽或秘结，小便黄赤，舌红苔黄腻，脉滑数，指纹色紫。

调理思路以清热和胃、降逆止呕为主。清脾胃配推天柱骨，清中焦积热，和胃降逆；退六腑，加强清热作用；运内八卦、（腕）横纹推向板门、推天柱骨，理气和胃止呕；清大肠、推下七节骨，泻热通便，使胃气得以通降下行。

脾胃虚寒：这样的孩子一般先天体质就不太好，比如妈妈本身就宫寒，又在怀孕时吃寒性、凉性或生冷的食物，生下的宝宝自然脾胃虚弱，易受寒且怕寒。

又或因妈妈喂奶期间，喜食寒凉生冷，导致奶水冷稀。还有某些小儿吃了过多瓜果冷冻食物，均可使寒气凝结在胃脘，中焦阳气不运转，胃气通降功能受阻，寒气上逆，引发呕吐。

这种呕吐一般都有受寒史，病情缓慢，病程较长，进食后需要过段时间才会吐，吐物不臭（相对胃有积热而言）且完全未化。或吐清稀痰涎，呕吐时发时止，时轻时重，倦怠无力，面色㿠白，四肢欠温。或腹痛绵绵，喜暖喜按，大便稀溏，肠鸣腹痛或完谷不化，小便清长，舌淡苔白，脉细无力，指纹青。

调理思路为温中散寒、和胃降逆。配穴选择补脾经、推三关、揉外劳宫，揉中脘，以温阳散寒，健脾和中；横纹推向板门、推天柱骨和胃降逆，祛寒止呕，善治一切呕吐。

惊吓气乱： 小孩精神不佳的时候，特别容易受情绪影响，若突然看见可怕的东西，暴受惊恐，惊则气乱，恐则气下，以致气机逆乱，胃气上逆，而发生呕吐。

这种呕吐一般没有什么东西，像清口水一般，孩子容易睡卧不安，惊惕哭闹，神态紧张，面色青白，山根（鼻根部两眼之间，是鼻子的起点）青，大便色青，脉弦数，指纹青紫。

调理思路是宁心安神、镇惊止吐。按抚时，先分手阴阳，再揉小天心宁心安神；补脾经、运内八卦、补益心气，镇静安神；分推膻中穴（前正中线上，两乳头连线中点）宽胸理气；按百会、清肝经、掐心经，加强安神镇惊的作用。

除按抚调理外，也要注意合理喂养，定时定量饮食，不可暴饮暴食。婴幼儿呕吐时，要避免吐出物吸入气管，睡觉时建议采取侧卧。

呕吐频繁时应暂停喂养，禁食，待病情缓解后，先吃清淡的流质食物。呕吐剧烈，甚至呈喷射状时，请尽快就医，不要耽搁！

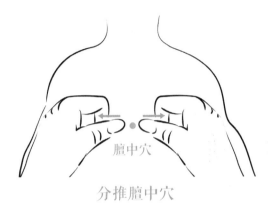

膻中穴

分推膻中穴

　　孩子的行为不会凭空而来，而是对成人行为的一种模仿和回馈，我们给彼此的影响是复杂的。在孩子成长的每个阶段，都会有一点空间让我们进步。

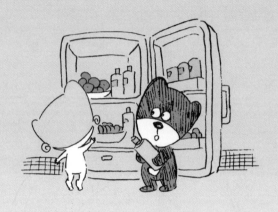

疳积：
无积食不成疳，你真的喂太多了

@团子　年龄：25个月

　　两岁前的团子长得白白胖胖，特别可爱，真像个团子。这让团子妈每次在朋友圈晒娃的时候，赢得了诸多朋友的点赞，甚至不少亲朋好友，把团子妈当成了营养顾问，时不时打电话来询问喂养经验，这让团子妈特别有成就感。尤其是在婆婆面前，团子妈感觉自己说话底气足足的。

　　也难怪团子妈有这种感觉，要知道，团子刚生下来的时候，瘦弱得就像是一只小猫，勉勉强强2000克重。为此，团子妈经常遭婆婆埋怨，说她是个自私的人，只顾自己保持身材，怀孕时节食，生下孩子后又不母乳喂养……

　　这样的碎碎念，让团子妈非常恼火：这都什么年代了，思想还如此保守落后。这年头还怕孩子营养跟不上，会饿到孩子？更何况团子爸经常满世界地飞，为了不让小团子输在起跑线上，每一次团子爸外出，团子妈都会写上一大串营养品的清单，让丈夫采购回来。

　　"先天不足后天养！"这是团子妈妈最爱挂在嘴上的话，她是这样说的，也是这样做的。团子只要张嘴一哭，她就会马上冲泡好奶粉或米糊，送到团子嘴里。孩子多吃多长肉，看婆婆还有没有理由怪她埋怨她！

　　但在团子刚过两岁的时候，团子妈越来越困惑：一向能吃能睡的小团子体重并没有增加多少，晚上还开始出现翻来覆去的现象。难道是小团子没有吃饱？这不可能啊，孩子的肚子每天都吃得鼓鼓的，并不像饿着的样子。

　　难道是自己的喂养方法出了问题？可是同样的方法，以前喂得又白又胖，现在怎么就越吃越瘦了？

　　又过了一个多月，团子的精神明显不振，团子妈不淡定了。经朋友介绍，找到一位特别擅长看婴幼儿问题的专家。老医生为孩子查体之后说："这孩子的疳积好严重了，怎么不早点带过来？"

　　团子妈妈一听慌了神："搞错了吧？他很能吃啊！"

　　老医生摇摇头："就是因为你喂太多，他才得疳积的……"

　　疳积，多由喂养不当或病后失调，导致小儿脾胃虚损、运化失常，进而使脏腑失养、气液干枯。这是一种营养障碍性疾病，起病缓慢，病程缠绵，影响小儿生长发育，多发于3岁以内的婴幼儿。

　　积，是指小儿因乳食停滞不化、气滞不行所形成的一种慢性消化功能紊乱，以不思饮食或食而不化、身高、体重增长缓慢或不增长，大便或稀或干为特征。古人有"无积不成疳"的说法，往往积滞进一步发展，转化为疳。所以，疳证小儿脾胃虚损，运化失权，其形体消瘦，头发毛燥无光，发育迟缓，神疲乏力。

积和疳在临床上有轻重之别，两者关系密切难以分开，故统称为疳积。导致疳积的主要原因有：①饮食不节。孩子多不知节制，吃太多肥美油腻或生冷的食物，致使脾胃不能运化，积滞留于肠胃之中，积久化热，耗灼津液，日久成疳。②喂养不当，营养失调。孩子出生以后，全靠乳食的营养。脾胃为后天生化之源，胃主受纳水谷，脾主运化水谷的精微之气，营养全身。若父母溺爱孩子，不定时或不定量地多乳多食，使脾胃受伤，不能正常运化，以致停滞积食，久之也会成疳积。③久泻、感染虫证和罹患某些慢性疾病会损伤气血，影响脾胃，造成消化功能障碍，形成疳积。

积滞伤脾所致的疳积，表现为形体消瘦，体重不增，腹部胀满，纳食不香，精神不振，夜眠不安，大便不调，常有恶臭，舌苔厚腻。

治疗思路为消积导滞，调理脾胃。可以揉板门、揉中脘、分腹阴阳、揉天枢，消食导滞，疏调肠胃积滞；推四横纹、运内八卦，加强以上作用并能理气调中；补脾经、按揉足三里，以健脾开胃、消食和中。

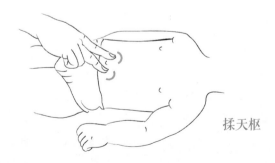

揉天枢

✻

气血两亏导致的疳积，表现为面色萎黄或㿠白，毛发枯黄稀疏，骨瘦如柴，精神委靡或烦躁，睡卧不宁，哭声低微，四肢不温，发育障碍，腹部凹陷，大便溏泄，舌淡苔薄，指纹色淡。

治疗思路为温中健脾、补益气血。建议补脾经、推三关、揉中脘、捏脊，温中健脾，补益气血，增进饮食；运内八卦、揉外劳宫，温阳助运，理气和血，并加强前四法的作用；掐揉四横纹，主治疳积；配按揉足三里，调和气血，消导积滞。

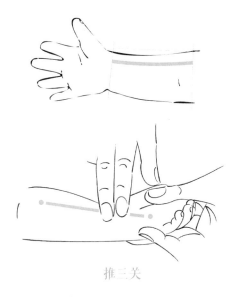

推三关

具体调理的时候还需要根据情况加减辨证。

若五心烦热、盗汗、舌红苔光剥，不宜推三关、揉外劳宫，可加清肝经、补肾经、揉上马、运内劳宫；烦躁不安加掐揉五指节、清肝经；口舌生疮加掐揉掌小横纹；目赤、隐涩难睁者，加清肝经、揉肾纹；若兼见咳嗽痰喘，加推肺经，推揉膻中、肺俞；便溏，加补大肠经；便秘加清大肠经、推下七节骨。

　　治疗疳积的同时，必须注意饮食调节，合理喂养。进食定时定量，纠正挑食、偏食、吃零食等不良习惯，提倡母乳喂养。当孩子病情好转，食欲明显增加时，注意勿过食，以免引起消化功能紊乱。

　　积极治疗并发症及原发慢性疾病，也不容忽视。

　　按抚治疗小儿疳积，效果可靠。而在所有治疗疳积的按抚方法中，以"捏脊法"最为简便有效。

　　在我的门诊，会单用捏脊，配合针刺四缝治疗，隔日1次，疗效显著。

　　针刺四缝纹用的是捏紧放血法。在严密消毒下，以三棱针在孩子的左右手——示、中、环、小指四指掌面的第1与第2指节横纹中央，避开静脉，根据孩子手指的胖瘦不同，直接刺入2~3毫米，继用手轻轻挤出黄色液体或血液，随用消毒棉球拭去，直至不再挤出液体为止。但此法不建议在家自行操作。

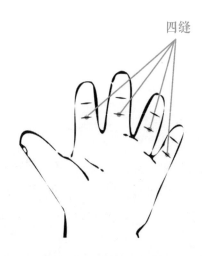

四缝

家长总是希望孩子能有一个好胃口。但人体是很智慧的，哪怕还是一个孩子，也会判断出肚子是饿还是饱。只要父母给予进食的自由，孩子有足够的选择空间，是不会饿到自己的。

　　吃，是孩子身体和心智成长很重要的一部分。如果父母把这个权利交还给孩子，在排除其他因素的情况下，往往我们的孩子会在纷繁中挑选出他们最需要的食物。但现实中，能这样做的家长到底又有几个呢？

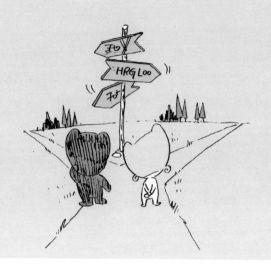

腹泻：
一言不合就腹泻，要如何是好

@喆森　年龄：36个月

　　喆森已经是一个3岁男孩。中秋的时候，老朋友聚会，我又见到了喆森。一双黑亮的眼睛忽闪忽闪地眨着，充满对世界的好奇，总围着我提一些意想不到的问题。看着这个独立又健康的男孩，谁又能想到他曾是一个因为早产在保温箱里待了几个月的孩子。

　　喆森的父亲常对我说："别以为只有医院才有过度医疗，在身边就能看到。有些人对孩子身体健康问题焦虑极了，一丁点小毛病也大惊失色。"

喆森爸尽管没有医学专业知识，但也是一个中医爱好者，能说出这番话来我一点都不惊讶。因为，他这点做得特别好，遇事先辨证，再找解决办法。可这份淡定，也是一路摸爬滚打、跌跌撞撞得来的。

说起儿子两岁前的事情，最他让头痛的不是感冒发热，而是腹泻。比起其他孩子，喆森属于先天禀赋不足，肠道尤为明显。半岁过后，开始正常添加辅食。大概 8 个月给孩子开荤，比如喝粥的时候，用鲫鱼熬粥，那时孩子吃得很好，也没有什么异样。夫妻俩受到了鼓励，熬了几天鱼粥，换个花样又用排骨熬粥。这下坏了！本来小婴儿的消化系统就发育不成熟，胃酶和消化酶分泌少，酶活力偏低，不能适应食物质和量的较大变化。而喆森由于早产，脾胃更弱，根本承受不住，伤食了，然后就拉开长达一年的腹泻"拉锯战"。

为什么会这么长时间呢？因为第一次腹泻是止住了的，所以之后又没有引起足够的重视，导致反反复复也不好。每天都是在吃与不吃、吃什么的喂养困扰中纠结，实在是没有办法了，找到我，开始用中药和小儿按抚进行治疗及保健，最终才彻底治愈。

每当回想起那段"黑暗岁月"，喆森爸都要提醒身边的亲友，尽可能晚给孩子开荤，开荤以后也需要循序渐进，尤其在孩子很小的时候，脾胃承受不了这么多肥甘厚腻。

据统计，我国 5 岁以下小儿的腹泻，平均年发 3.5 次，其死亡率为 0.51%，主要就是腹泻以后脱水导致的，因此对小儿腹泻病的防治十分重要。每年进入七八月份，腹泻孩子数量明显增加，主要以 6 个月～2 岁婴幼儿为多。

　　彭子益先生在《圆运动的古中医学》里说过："大便先稀溏后有条粪，是有热滞也。如果是先条粪后稀溏，则是脾虚。大人小孩儿皆是如此。"

　　"小儿腹泻有停食者，有热泻者，有脾虚者。停食者粪白夹水，泻而有屁。热泻者，泻出金黄，亦有屁，亦夹水……脾虚之泻，腹不响肠不鸣，稀粪无水，其色灰黑，一滑即下，不似水泻之射远有屁。"

　　所以有了孩子以后，每天观察婴儿的大便，对于宝爸宝妈总是有喜有忧。排出正常的大便是一件令人高兴的事。

　　可以说，能吃得好、睡得好，能拉好的大便就是一个婴儿健康的标志。

　　孩子的肠道，有的先天健壮，有的先天虚弱。即使仅靠母乳喂养的婴儿，也经常会出现大便次数增多或者便秘的现象，对于这些情况用不着太担心。如果发生急性腹泻，也不要急于用止泻药，因为大多数孩子发生腹泻，在将肠道里面不好的东西排出后，即可康复了。

　　反之，如果采取止泻的措施，腐烂的内容物残留在肠中，往往会因此发酵而引起腹痛、发热，很容易影响后续的治疗。

　　我说这些，不是说发生腹泻的时候对孩子不闻不问。这个时候首先要观察一下粪便的状态，细心留意小儿粪便的气味，这点很重要。简单说，有酸味和难闻的气味时，就是有消化不良和肠道内有异常发酵等情况。

　　此时应做到以下3点：第一，不盲目止泻；第二，孩子有食欲的情况下，给予容易消化的食物；第三，观察舌头，舌头干燥，想喝水或者说愿意喝水的，要补充足够的水分。然后再根据辨证着手调理。

✳

　　最常见的就是寒湿泄泻，常由过食生冷或腹部受寒，以致寒邪凝结中焦，脾失运化所致。有些家长很喜欢让小朋友吃水果，但很多水果都是寒性的，如经常被用来通便的香蕉。

　　外感风寒导致腹泻时，表现为稀水便、粪色淡黄、恶寒发热无汗、胸闷恶心、腹胀疼痛、有时肠鸣、舌苔薄白而腻、指纹颜色鲜红而嫩。治疗时以疏散风寒，温中止泻为原则。取穴时，首先取暖穴为主，先揉外劳宫 10~20 分钟，注意揉的时候，最好把小儿的小手指弯曲起来。可以配合一窝风、清胃 5~10 分钟，上推七节骨 300~500 次。如果有发热，配合清天河水 5~10 分钟。

　　中寒泄泻是脾胃虚寒所引起的大便溏泄，粪色清白或完谷不化，无臭气，面唇色淡或青，四肢厥冷，不欲乳食，口不渴，腹冷痛剧烈，时有啼哭，喜热，小便清长，舌淡苔白润，脉沉迟，指纹颜色淡红。治疗应把握温中散寒、健脾止泻的原则。取穴时，先揉外劳宫 10~20 分钟温中散寒，再补脾 10 分钟，运土入水 5 分钟，上推七节骨 300~500 次。

　　这两种寒泄的辅助疗法可以考虑用白胡椒面加温水，再加三滴姜汁，调和以后敷在孩子肚脐。

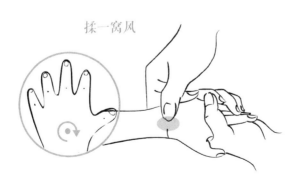

揉一窝风

揉外劳宫

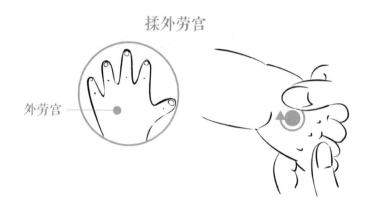

外劳宫

✱

　　接下来说说夏天比较常见的湿热泻。病因主要是肠胃积热、外感不正之气，以致运化失职而发之。

　　大便有的黏腻臭秽、次多；也有泄泻急速，呈喷射状，量多黄水。肛门灼热，身热，面红唇赤，腹痛阵作且剧，小便会比平时明显少，颜色也偏黄，舌红苔黄腻，指纹呈现深红色或紫色。

　　此时的治疗思路是清热利湿、健脾止泻。取穴要注意，不是先止泻，而是先把大肠里面的污秽清理出去，所以先清天河水5~10分钟，退六腑5~15分钟、清大肠10~15分钟、清脾胃5~10分钟；此时的七节

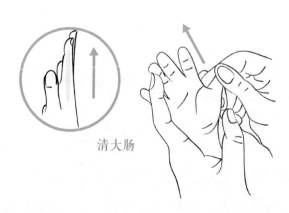

清大肠

骨就不再是上推止泻了，而是下推 300~500 次。

可以选用鲜白扁豆花 30 克，水煎服，来进行辅助治疗。

腹泻里面一年四季都容易见到的，就是伤食泻。

乳食过饱、恣食肥甘，都会损伤脾胃，引起伤食泻。所以孩子胃口很好的时候，一定要留心，更不能大量地给荤食。

伤食泄泻有酸臭气，面色淡黄，或发热或不发热，胸闷，嗳气酸馊，或泛恶欲吐，不欲乳食，腹胀疼痛，腹痛则泄，泄则痛减，小便量少，苔黄垢，指纹颜色暗红。

治疗的思路是消食、导滞、止泻。

配穴就需要看腹泻的严重程度了。如果症状还算轻，大便日行 5~6 次，那么就用平肝 5~10 分钟、补脾 10~15 分钟、清小肠 5~10 分钟、清补大肠 5~10 分钟、推上七节骨 300~500 次。

如果比较严重，每天大便十余次，有脱水现象时，建议尽快就医。去医院的路上，可以进行按摩以缓解症状。取穴调整为逆运八卦 10~20 分钟、清胃 10~15 分钟、清板门 5~10 分钟，清天河水 5~15 分钟、清小肠 10~15 分钟。

至于辅助治疗方法，也各有不同。煮山楂水或大山楂丸，可化肉食；吃面食引起的伤食，可以用鸡内金；母乳或者奶粉引起的伤食，可以用麦芽煮水。炒麦芽健脾力强，生麦芽泻下力强，应酌情使用。

还有一种有点麻烦的腹泻就是脾虚泄泻了。食后作泻，消化不良，大便溏，色淡黄；重则完谷不化，腹胀不渴，面黄肌瘦，不思饮食。

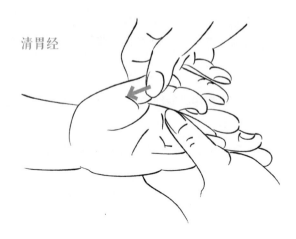

清胃经

病因主要是体质素弱，饮食不节，或久泻伤脾，失司健运。

其诊断要点是昏睡而露睛，即孩子睡觉的时候，眼睛闭不严或睁眼睡觉。治疗思路是健脾止泻。配穴可以先揉外劳宫10~15分钟，再做平肝5~10分钟，补脾10~15分钟，清小肠5~10分钟，推上七节骨300~500次，最后捏脊5遍。

辅助疗法可选用炒山药、生山药各等量，研细末，小米汤或开水送下。0~1岁每次服6克，2~3岁每次服9克。

小孩腹泻的时候，还有这些护理要点需知道：

一定要给孩子喝水，千万注意别脱水。很多人有一个错误的观念，那就是拉肚子时不给你喝水，就不拉了或者拉得少了。这个观念严重错误！腹泻时若不及时补充水分很容易引起脱水，一旦脱水可是会危及生命的。严重的腹泻，不要自己在家折腾，一定要在医生指导下治疗。

按抚治腹泻的效果显著，但是脾虚的小孩很容易反复，尤其是孩子伤了正气不是那么容易恢复的。所以长期腹泻的小孩，建议从调理脾胃入手，平常坚持给孩子捏脊。

如果你分辨不清腹泻的类型，可按以下方法操作：小孩脾虚（睡而露睛）按脾虚泻按抚；如果没有睡而露睛这个症状，则新病的小孩按伤食泻按摩，长期腹泻或反复发作的腹泻按脾虚泻按摩。

　　我一向认为孩子的潜能是不可限量的，只要有适当的刺激，他们就能有令人刮目相看的表现。

——爱迪生

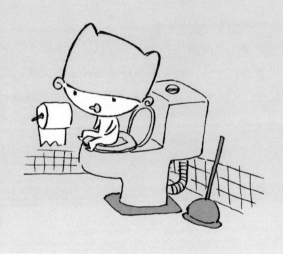

便秘：

就要多喝水？套路不是万金油

@丫丫　年龄：30 个月

　　由于爸爸妈妈都要上班，家里又没有人照顾丫丫，只好提前将她送进了幼儿园。妈妈担心她不能适应新环境，每天都会抽空跟老师了解孩子在班级里的表现。

　　班主任的评价是：孩子上课时很安静、听话，可能由于年龄偏小，和小朋友相处显得不那么融洽，但在努力融入中。生活老师反映丫丫在生活方面自理能力强，吃饭挺快，就是爱吃肉，不爱吃青菜。

周末，妈妈要出差2天，中午和丫丫视频聊天，爸爸正带着丫丫去吃烤鸡，孩子抱着鸡腿啃得满嘴都是油。小家伙看起来很开心，还对着镜头，用胖嘟嘟的小手指笨拙地比了个剪刀手。妈妈笑得很开心，还打趣丫丫他们父女俩都是标准"肉食动物"。

爸爸沾沾自喜地汇报："放心吧，女儿我带得好好的，家里买了好多零食和饮料，绝对饿不着她。"

妈妈却觉得不妥，叮嘱丫丫爸少给孩子吃零食饮料，免得上火。又千叮咛万嘱咐地交代了一些琐事，爸爸只顾着点头，也不知道听进去了没有。

事实证明，妈妈的担心不是多余的。出差刚回来，丫丫用手指着自己的小肚子，妈妈摸了一下她的小肚子，发现有点儿硬硬的，就问她是不是想拉臭臭了。

丫丫也没有说话，自己跑到鸭子坐便器上，一会儿又跑出来指着肚子说："妈妈，痛痛！"妈妈跑去坐便器一看：什么也没拉出来。

糟了，孩子该不会真的是上火引起了便秘吧？

妈妈先喂丫丫喝了些温开水，然后让她平躺在沙发上，用手轻柔地在肚脐四周顺时针按摩了好一会儿。做完这些，她再把孩子抱到坐便器上。这一回，丫丫哼哼唧唧半天后，嘴巴一噘哭了："好疼啊，我不拉了！"

"哪里痛了？"妈妈跑去观察大便，发现异常干燥，上面还沾着一些血丝。看来是肛门撑破了。真是让人心疼极了，宝宝皮肤那么娇嫩，能不疼吗？

接下来的几天里，妈妈每天把香蕉剥给丫丫吃，还泡蜂蜜水给她喝，听说这样可以润肠。可是没能奏效，每次问她要不要拉臭臭时，她都一直摇头："不拉，屁屁痛！"

能看得出，丫丫对于解大便这件事，开始有了心理阴影，如果这样下去是会导致习惯性便秘的。

我们常会无奈地表示：孩子太小，根本不能用准确的词汇来表达想法和感受，告诉别人自己哪儿不舒服，父母们也难以从单调的哭声中得知孩子的身体状况。这时，孩子的排泄物就成了判断宝宝健康问题的一个窗口。

一个健康的孩子除了能吃能睡，还有另外一个标准就是能排出健康的大便来。

新生儿的排便系统还未发育成熟，所以无法定时排便，常常要大便积了很多，直肠壁的神经感受到膨胀压力，才引发反射性的便意，这就是有些婴儿几天才解一次大便的原因。

人工喂养的婴儿更容易出现2~3天排一次大便的情况。所以，新生儿两三天不大便，只要大便软硬适度就不一定是便秘。当然还应该排除先无性巨结肠的可能性。

那么，怎样判断孩子是真的便秘了？

便秘是指大便干结，大便次数减少，排便时间延长或排便困难不通畅。如果宝宝排便时间延长，经常3~4天排便一次，排便感到困难，大便干燥，或者有腹胀、拒食、烦躁、呕吐等现象，就可以判断宝宝可能便秘了。

有的宝宝总不爱拉便便，妈妈刚开始可能会每天给宝宝多喝水，很多时候情况还是没有改善。慢慢发展到三四天才排一次，大便和羊粪差不多干，有时还带几滴血，这个时候没办法了就用开塞露来帮忙。

开塞露的作用机制是利用甘油和山梨醇的高浓度和高渗透性，让更多水分渗入肠腔，软化大便，再加上具有润滑作用，使大便容易排出体外。但是，开塞露只能应急或偶尔用用，长期用或大剂量使用会造成依赖性，反而会加重便秘，甚至影响肛门括约肌的正常收缩。

是什么原因导致小宝便秘这样厉害？小儿便秘多由饮食习惯和生活习惯的明显变化所致。

母乳喂养不足，饮食以配方奶粉或牛奶喂养为主，又没有注意添加有益排便的辅食，常在婴儿期就发生便秘。到幼儿期，若以精细类儿童食品为主食，或不习惯幼儿园全托环境，有大便常憋着，不规律地排便，使肠道动力紊乱，更容易发生便秘。

发现宝宝便秘不要紧张，先看看宝宝的精神状态怎样，如果孩子精神很好，食欲也正常，那就无须过分担心。小儿便秘也有虚实之分，下面介绍的按抚方法可以帮助解决孩子的便秘问题。

实秘： 以实证较为常见。实秘是胃肠有积热，加之后天饮食又过于辛辣厚味，导致大便干结如羊粪，排出困难，面赤唇红，口渴喜冷饮，烦躁不寐，腹痛腹胀，发热或有干咳，小便短赤或清长，不能食，恐惧排便，舌红苔黄而干，脉数。

治疗思路是清热泻火、通肠利便。配穴选择清大肠、下推七节骨泻热通便；运水入土、支沟（前臂腕背横纹上 3 寸）、照海（内踝尖下 1 寸，内踝下缘边际凹陷中），用以增液行舟，即生津润肠以行大便；推四横纹、退六腑通腑气；揉腹加速肠道蠕动。

推荐一个针对小儿实秘的小偏方：胖大海（3 岁以上，3 个；3 岁以下，1~2 个）泡水喝，上能清肺火，下能通大便。

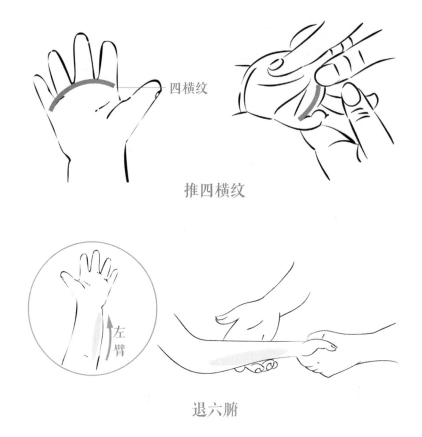

推四横纹

退六腑

✿

虚秘： 多因气虚引起大便排出困难，便质可不干硬。孩子两手两足心发热，盗汗，啼声低微，口干喜欢喝水，两颧潮红，舌红少苔，小便短赤，或干咳，或目涩。

治疗思路是滋阴清热、润肠通便。配穴先选择补脾经益气养血，补肾、揉二马补肾滋阴；清补大肠，和血通气；配合运水入土、涌泉、顺揉脘腹。

如果宝宝大便干硬，带有血渍，排便后哭闹，妈妈要细心检查宝宝的臀部，看看是不是有肛门破裂的情况。如果有，要用温水清洗臀部，然后涂上婴儿油或凡士林，也可请医生治疗。

还有一种便秘是气血亏虚引起的。宝宝先天体质就比较差，加上后天喂养的时候方法不得当，导致脾胃虚弱，气血生化不足。气虚则传导鼓动无力，血虚则脏腑失养，肠道失于濡润，排便困难，不干，面白无华，倦怠乏力，少气懒言，少食，自汗，四肢欠温，爪甲不荣，小便清长量多，畏寒，舌淡苔白润。

治疗时要注重益气养血，通肠利便。配穴时，要平肝清肺恢复身体的气机升降；补脾、揉板门、清大肠、顺时针揉腹，恢复中焦的运化；捏脊升阳散寒。

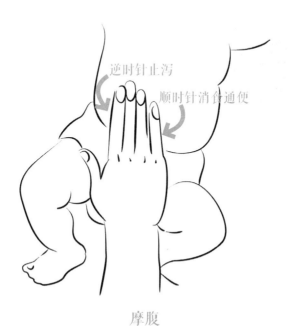

逆时针止泻

顺时针消食通便

摩腹

✱

　　便秘改善后，要帮助孩子养成定时排便的习惯。饮食上，主食不要太过精细，适当吃些粗粮，注意饮水，尽量多吃蔬菜。有很多孩子不爱吃蔬菜，就像丫丫那样。其实妈妈与其问："丫丫，要吃青菜吗？"不如直接说："丫丫，现在是吃青菜时间喽！"也许孩子会更配合一些。另外，每天坚持给孩子顺时针揉腹，可有效防治便秘。用手掌轻轻按摩，可有效刺激肠的蠕动，有消食、理气、降气的功效。

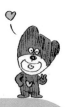

　　　欢迎来到现实世界，虽然它糟糕得要命，但你会爱上它的。

——《老友记》

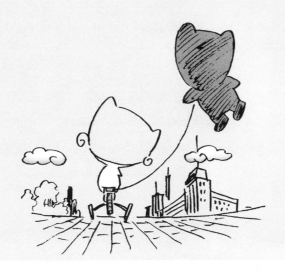

惊风：
这是一种什么风

@珲瑞　年龄 36 个月

周末，妈妈带珲瑞去游乐场玩。小家伙又是射击，又是堆沙滩城堡，很快就玩出一身汗。尽管孩子灰头土脸，全身都很脏，但珲瑞妈主张 "放养" —— 只要孩子没有危险，她始终旁观，绝不轻易干涉。

快到回家时间了，孩子却吵着要去鬼屋探险。这一回，妈妈犹豫了。孩子只有 3 岁，尽管对儿童开设的鬼屋恐怖程度不算高，但万一孩子受到惊吓可怎么办？

但是珲瑞非常想去，各种撒娇加耍赖，甚至卖萌保证："我最勇敢，男子汉可以保护妈妈！"

听闻儿子的话，妈妈很欣慰，一下笑出声。没错，珲瑞从小就淘气，但同时也很勇敢，富有冒险精神，这是令她很骄傲的地方。她认为孩子探索未知是好事，勇敢也是难得的品质，尤其对男孩子而言。

鬼屋有点冷，里面的灯光昏暗且五颜六色，还有一些荧光的影子飘来荡去。为了效果更加逼真，四周还不时传来一些古怪的声音，像风声，又像野兽的吼叫。

刚进去，珲瑞牵着妈妈的手不禁握得更紧。察觉到了孩子的紧张，妈妈赶紧弯腰将他抱起来，走完了全程。

从鬼屋出来后，妈妈为了缓和刚才的紧张气氛，一直夸珲瑞勇敢。但这次，孩子并没有很高兴，相反表情有些僵硬。

晚上，外婆做了珲瑞爱吃的红烧鸡翅，但他只草草地吃了两口。和爸爸玩游戏的时候，珲瑞的状态也不是很好，一直在走神。珲瑞妈心想孩子一定是白天玩得太累了，便哄着珲瑞早早上床睡觉去了。

刚入睡不久，珲瑞突然惊醒，安抚一阵子才安静下来。夜里一点多，珲瑞再次醒来，开始大哭。珲瑞妈见孩子脸色潮红，一摸他的额头，很烫手！正在找体温计，珲瑞突然间停止哭泣，只见他嘴唇紧闭，两只小手捏成拳状，全身不停地颤抖着。

除此之外，珲瑞紧闭的嘴巴里还传出牙齿咯咯响的声音，像是冻得厉害，又像有什么东西在晃他……夫妻两人当场被吓得丢了魂似的，一边惊呼一边抱着孩子摇晃起来。

外婆闻声赶过来，大声阻止道："不能那样晃宝宝！"她从珲瑞妈手中接过孩子，又赶紧拿了块干净的小方巾，小心地把珲瑞的小嘴掰开，将方巾夹在孩子两排牙齿中间。

做完这件事后，外婆对手足无措的珲瑞妈说："看着像是惊风了，赶紧送医院！"

※

古人认为我们的心是全身的主宰，是一切智慧思维的起源，心病多惊惕不安，所以说惊是心有病的一种象征。肝属风木，风性闪动，所以眩晕、抽搐、痉挛等，都属于肝风。风是肝有病的一种象征。

惊风又称"惊厥"，俗称"抽风"，并非一个独立病证，而是儿科中所有发抽风症状的总称。临床以出现颈项强直，四肢抽搐，甚至角弓反张或意识障碍为特征。凡临床出现"搐、搦、掣、颤、反、引、窜、视"八候者，就叫惊风。

根据惊风发病的急缓、证候的虚实寒热特点，临床上分为急惊风和慢惊风两大类。对很多家长来说，最为紧张的就属急惊风了。

急惊风，发病急骤，症状暴烈。慢惊风，发病缓慢，多因急惊风治疗不当转化而成，症状和缓。小儿易发，年龄越小，发病症状越强烈。由于惊风发病危急，变化迅速，威胁患儿生命，所以惊风在古时是儿科四大证之一。

※

急惊风，中医认为常由外感时邪、痰热积滞、暴受惊恐 3 种原因导致。

外感时邪。中医讲风、寒、暑、湿、燥、火为自然界的六气，比如冬春就容易有风邪，而夏秋就容易有热邪，还有遇到瘟疫、疫疹这种疫疬之邪，都属于时邪，加上孩子多有内热，这样病邪里应外合就容易化热。热会消耗身体的津液，就像熬膏一样，把津液凝结成了痰，痰蒙蔽清窍，就会发病。

痰热积滞。孩子容易乳食不节，造成脾虚，脾虚不能化湿，湿聚就会成痰，如果再受外面热邪干扰，痰热交蒸，又会上扰心神或上蒙心窍。

暴受惊恐。孩子神气怯弱，元气未充，尤多痰邪内伏，若突受惊吓，惊则伤神，恐则伤志，扰乱心神，或痰涎上壅，蒙蔽清窍，引动肝风。

惊风因发病急骤凶险，多伴厥逆、昏迷，所以治疗重在急救治标、回阳救逆、开窍醒神。一般急惊风在发作前都有一些征兆，如睡眠的时候容易惊惕、烦躁不安、发热呕吐、眼珠斜视、摇头弄舌、时发啼哭、抓扯头发等。

当小儿发生高热惊厥时，会出现双眼上翻、紧咬牙关、全身痉挛甚至丧失意识等表现，家长往往心急如焚，恨不得瞬间飞到医院。可行动再迅速，从家里到医院少说也要一二十分钟，有些需等"120"来急救的，时间可能花得更多。

在这么漫长的等待里，如何给孩子适当的护理，从而稳定状况，防止病情进一步恶化呢？

在小儿高热惊厥发作之时，先不要去管是什么原因导致的，可以先掐人中、承浆、中冲、少商、合谷，对拿精宁、威灵等。当其余穴位刺激反应不灵敏时，用力拨腋下极泉穴，更甚者可以针刺十宣或耳垂点刺放血，小儿一般会马上苏醒过来。

如果角弓反张、四肢抽搐很厉害，考虑采用口腔内两颊络脉点刺出血，可以很快缓解。

当抽搐缓解后，孩子发热尤甚，需马上进行退热治疗。一旦遇到孩子发热时腹部烫、四肢冰凉的情况，就要提前防止高热惊厥，热退而惊自止。这时如不积极退热，可能还会再次发生惊厥。

采用的穴位及做法是：脚心贴吴茱萸粉或丁桂儿脐贴引火下行，再配用外劳宫、推三关、二马的方法，把手脚推热，打通四肢经络，让气血畅通。不能贸然退六腑，否则会加速孩子二次惊厥。如果孩子没有排便，还需要清大肠、摩腹、下推七节骨或开塞露让孩子通便。快速把腹部的热清除，通便是最好的方法。

手脚热了，大便通了，积滞的热排出去了，烧自然就退了，也就不会发生二次惊厥了。

若遇高热持续不退，可取耳尖、耳背静脉处放血。耳背静脉是指耳郭后方的 3 条浅表静脉。将耳郭按压侧头部，在耳郭曲线与横平耳屏之交点处，左右共 6 条浅表静脉，为一经外奇穴。方法是用三棱针点刺，放血 4~5 滴即可退热。这个方法也适合用于扁桃体溃脓高热不退的孩子。

❀

慢惊风是相对急惊风而言的。急属于骤然发作，而慢惊风多由渐次转成，多为虚证，出现在大病或久病之后。当然也有因婴儿体弱或脾胃素来虚弱，一病就成了慢惊风的，亦不在少数。还有就是过食生冷、久泻久痢、攻下峻猛药等情况所致。

脾阳虚的孩子，大都精神委靡，嗜睡并且昏睡露睛，面色萎黄，不思乳食，大便稀薄，手脚温度偏凉，抽搐无力，时作时止，舌淡苔白。治疗的思路以温中健脾为主，配以熄风镇惊。配穴先分阴阳，然后揉捣小天心，平肝清肺，重点补脾、揉板门、外劳宫、一窝风、捏脊、揉颤百会。

脾肾阳虚表现出来的症状跟脾阳虚一样，主要是精神委靡，此外还有面色㿠白、额头容易出汗、四肢冰冷、嗜睡昏沉、手足蠕动、大便澄清、舌淡苔薄白。

　　治疗的思路就是培元固本，健脾培补中气，平肝熄风。配穴先揉二马培元固本，滋水涵木；再用补脾、揉足三里培补中气，揉捣小天心，镇惊开窍；最后配合平肝，解郁熄风。如果汗多的话，加揉肾顶。如果有腹泻完谷不化，加上清补大肠。

　　还有一种就是肝肾阴虚导致的慢惊风。虚烦疲惫，面色潮红，手足心热，肢体拘挛或强直，时或抽搐，大便干结，舌光无苔，舌质红。治疗思路是滋补肝肾、熄风镇惊。配穴取补脾，补肾阴，平肝清肺，逆运内八卦，揉总筋，运水入胃，清大肠，顺运外八卦，小天心，搓涌泉。

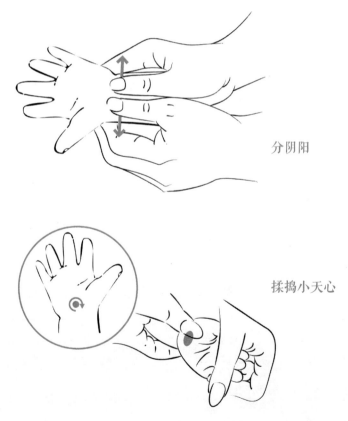

分阴阳

揉捣小天心

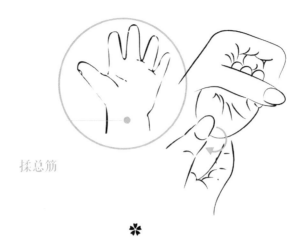

揉总筋

✱

　　急惊风，必须抢救，在家中发病，家长可用按抚手法进行初步急救赢得时间，急救以后赶紧送医院治疗；慢惊风，可于家中用按摩手法进行救治，待症状缓解后再进行辨证施治。

　　惊风发作时，不要惊慌，先将孩子平放，衣服要宽松。头侧卧，及时清除咽喉部的分泌物如痰液等，保持呼吸道通畅，防止窒息。加强保护，可以用纱布包住压舌板或筷子放于上下牙之间，以防止咬破舌头。在抽搐时，不要强行扯拉孩子手足，以防扭伤四肢筋骨。有流行性乙型脑炎、流行性脑脊髓膜炎等脑部病变者，尽快在专业医生指导下诊疗。

　　所有人只要还活着，就有改变自己甚至是彻底改头换面的可能性，并非只有孩童才具有可塑性。

——《我们内心的冲突》

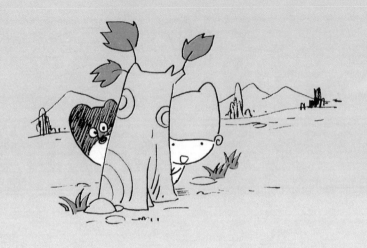

盗汗：
汗被偷走是大事儿吗

@ 茆茆　年龄：30 个月

　　有一次，我给孩子们讲成语"汗流浃背"的故事："……汉文帝想了解一下民情，于是他就把右丞相周勃找来，问他，全国一年之中要审理和判决的案件一共有多少？全国每年收支的金钱又是多少？周勃急出一身冷汗，汗水多得把脊背的衣服都弄湿了，因为他全都回答不出……"

　　刚讲到这里，儿子突然说道："周勃好像我们班的茆茆啊，每天老师要给她换好几套衣服呢，我只是午睡起来才换衣服的！"

　　我拍拍儿子的小脑瓜说："那不一样。"

为什么孩子会这样容易出汗呢？

首先，正常孩子刚入睡后 1~2 小时内大量出汗，通常是满头大汗，个别出汗多的宝宝还会将睡衣湿透，这种情况属于正常的出汗现象。

爱出汗主要与孩子本身的特点有关。孩子天性好动、精力旺盛，只要不是在睡眠状态，他们基本上是不会闲着的。尚未学会走路的婴儿喜欢伸手蹬脚、翻来覆去，抱在妈妈怀里还会扭来扭去。满地乱跑的孩子更是爬上爬下，翻箱倒柜。

这样的运动量使机体产生很多热量，一旦宝宝开始进入睡眠状态，体内各个系统都静息下来了，但积聚在体内的热量还没有散出去，此时就以出汗的方式将这些多余的热量散发出来。

所以绝大多数的孩子，睡觉出汗属于这种情况，睡下去前 1~2 小时满头大汗，但等这阵汗出完以后，接下去的睡眠过程基本上就不出汗了。

但如果孩子刚入睡，孩子头部没有出汗，摸上去是干干的感觉，湿润感都没有，那么就得小心了——孩子可能很快会发热。而有的孩子从入睡以后，睡熟中都在出汗，醒来汗止，这就不是正常的出汗了，而是盗汗。

"盗"有偷盗的意思，古代医家用盗贼每天在夜里鬼祟活动，来形容该病症。即每当人们入睡或刚一闭眼而将入睡之时，"盗贼"偷偷溜进身体，把汗液偷走。

有人看到这里会觉得很奇怪，汗还需要偷走吗？那如果我说血被别人偷走了呢？因为中医讲，汗为心之液，心主血脉。很多家长对于孩子盗汗并不在意，觉得孩子出点汗没有关系，出汗了就擦一擦。可是如果孩子出得满脸是血估计就都害怕了，会赶紧上医院。

中医讲阴阳，动为阳、静为阴，天为阳、地为阴。对于人体的气血来说，气是阳，血是阴。当孩子晚上大量盗汗，这种阴性的东西就减少了，也就是阴虚了，会出现阴不制阳、阴虚内热。你会发现孩子睡觉盗汗的同时，喜欢踹被子。这是我们常见的第一种情况。

第二种情况是孩子在白天就容易多动，精力不集中，很难静下来，还容易发脾气。因为热入心经，孩子就是闹，容易怒，根源在于晚上睡觉的时候盗汗。

第三种情况就是孩子习惯性的感冒。当孩子晚上睡觉盗汗，热往外走的时候，寒就进来了。因为一出汗，毛孔就打开，中医讲虚邪贼风，寒气乘虚而入，若孩子缺少清阳之气，就会感冒。盗汗孩子经常易感冒者，真正属体虚的极少，大多由汗出，而寐中推蹬盖被，受寒所致，这与体虚感冒当有所区别。

第四种情况就是孩子容易厌食。有些孩子吃饭要逗要哄，这还是与晚上睡觉踹被子盗汗有关系。为什么呢？中医讲，肾为水脏，全身的水液调节归它来管，人体70%是水，当水液大量渗出时，它给其他脏腑的物质就匮乏了。这个时候，就会引起肠胃的燥热。所以大部分踹被子盗汗的孩子都是大便干结。肚子里胀胀的下不去，没有出去，怎么能进来呢？再吃就很难受了。当你看到小孩嘴唇鲜红，且肾阴不足、燥热，估计晚上就是盗汗了。

不吃饭的孩子还有一种情况是脾虚，孩子嘴唇发白，发白是怎么引起的呢？当孩子出现燥热时，猛吃凉的东西，寒凉伤脾，脾虚便溏。所以当孩子出现厌食情况的时候，一定要找到其根源。当找到根源时，对证调理，不出3天，饮食就正常了。

盗汗孩子中也有个别不属于热的，表现为极易感冒咳嗽，较其他小儿怕冷，体力较差，平时稍运动也易出汗，这在中医学上称为营卫不和。治疗时，家长不宜盲目滥用补品，相反地应调整饮食，要控制孩子的荤食、甜食，多吃些蔬菜水果，这对治疗盗汗是有益处的。在临床观察中，盗汗孩子偏食者居多，专吃鱼肉鸡之类荤腥，爱吃巧克力，而从不吃菜蔬，但这些膏粱厚味易生内热。

盗汗能引起诸多问题，所以一定要引起足够的重视。

中医认为盗汗多因表虚不固、气阴虚弱等原因所引起，在治疗时应分清病因。盗汗可简单地分成气虚不固（阳虚）和阴虚盗汗两种。

气虚不固： 此原因引起的盗汗特点是不分醒时或睡时皆自汗出，动则尤甚，以自汗为主，伴有盗汗。患儿神倦无力，畏寒肢冷，面色白少华，舌质淡、舌苔薄白。治疗的思路为补阳益气、固表止汗。

按抚方法是先推三关 5~10 分钟，补肾 5~10 分钟，清天河水 1~3 分钟，平肝 3~5 分钟，清肺 3~5 分钟，补脾 5 分钟，再捏脊 5 遍。

如果考虑用中药配合的话，可以选用具有益气固表作用的方药，如玉屏风散。此方由黄芪 30 克、防风 30 克、白术 60 克组成，共研成细粉，和匀后备用。用时，周岁以内的小儿每次 1 克，每天服 2 次，温开水调匀后喂服；2~4 岁每次 2~3 克，每天服 2 次；5 岁以上每次可用 5 克，每天服 2 次，温开水调匀后服。

玉屏风散中的黄芪能补气固表，白术健脾益气，滋气血之源。两药全用气旺表实则汗止。方中防风能走表祛风，而且还能协助黄芪益气御风。所以玉屏风散治疗因表虚不固引起的盗汗、自汗有很好的疗效。

阴虚盗汗： 特点以盗汗为主，睡则汗出，醒则汗止，也伴有自汗，汗出较多，口渴多饮，精神委靡不振，哭声无力，手足心热，睡觉不实，舌淡苔少。

　　治疗的思路是补阴养血、泻热止汗。按抚时先以拇指端按揉肾顶穴5~10分钟,揉二马穴1~3分钟,补脾土3~5分钟,推三关5~10分钟,清天河水1~3分钟,清板门来回推3~5分钟,再捏脊3遍。李德修老先生主张无论阳虚阴虚,总属元气不足为主,大补元气,自然汗止表固。所以用穴主要是以三关为主,大补元气,止汗固表,有虚热的加天河水。

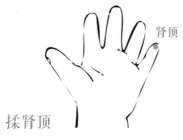

揉肾顶　　　肾顶

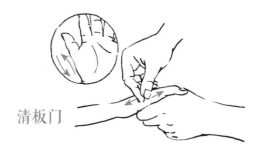

清板门

　　配合中药治疗,可选用具有益气养阴作用的方药,如生脉散或生脉饮。本方由人参、麦冬、五味子组成。其中人参补肺益气以生津止渴;麦冬能养阴生津,清虚热而除烦躁;五味子酸收肺,阴止汗而生津,并可安神宁心。所以此方是治疗因气阴虚弱所致盗汗的理想方药。

　　用生脉饮时,周岁内的小儿每次服1/3瓶,每天服2次;2~5岁每次服1/2瓶,每天服2次。

　　盗汗又查不出任何原因者，可用脐疗法：五倍子适量或五倍子加明矾共研成细粉，用温开水或醋调成糊状，敷于肚脐上，每天 1 次。

　　据观察效果，此法很好。五倍子研粉敷肚脐，来源于明代龚信《古今医鉴》中所介绍的简便方，其以"五倍子末，津调填满脐中，以绢帛缚定，一宿即止；或加枯矾末尤妙"。用此方治疗各种汗证，不论盗汗、自汗，抑或手脚心出汗，皆获良效。尤其是小儿服药困难，用此法更方便些。此外，本方可治疗小儿久泻不止，凡是小儿久泻不止，查看肛门不红则可用，此法屡用屡效。

食疗方一则

　　《古今单验方选评》介绍了泥鳅鱼治疗小儿盗汗的方法。取泥鳅鱼200 克，用热水洗去鱼身黏液，剖腹去除内脏，用适量油煎至黄焦色，加水一碗半，煮汤至大半碗，可用盐调味，服汤即可。建议每天 1 次，连服 3 天，年龄小者可分次服，其中鱼肉也可同时食用。对属小儿缺钙、营养不良、佝偻病、自主神经系统功能紊乱等原因引起的盗汗效果较好，而对结核病及大脑发育不全引起的盗汗无效。

　　从一个城市到另个城市，只有靠自己努力。学会长大，学会承受，学会哭过之后，还可以微笑地拥抱爸爸妈妈。

　　　　　　　　　　　　　　　　——宫崎骏《魔女宅急便》

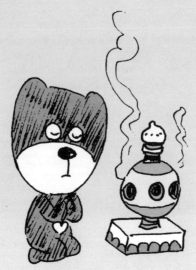

夜啼：
天惶惶地惶惶，这是一个夜哭郎

@玄卓　年龄：2个月

晋级宝妈后，玄卓妈放弃高薪工作，辞职在家做了全职妈妈，每天照着"育儿宝典"精心呵护着小玄卓。

玄卓一天天健康成长，转眼就满月了。终于坐完月子，这对玄卓妈来说如同解放。身为曾经的白领丽人，坐月子这种事情对她来说确实太闷，因此月子刚过，她就经常用婴儿车推着玄卓参加姐妹们的聚会。

可惜潇洒的日子还没过几天，闹心的事儿就来了：小玄卓突然出现了"夜啼"的现象，白天还好好的，一到晚上就烦躁不安，严重时竟然整夜不停地哭！

每当玄卓哭的时候，妈妈就把他抱在怀里，哼着儿歌轻轻摇晃。好不容易把孩子哄睡后，刚放回床上他立马就醒了，又是一轮无止境的哭闹……如此反复，玄卓妈被折腾得疲惫不堪，头发一把把地掉。

孩子睡不好，所以精神一直都不好，眼看着脸都小了一圈，家里人都心疼极了。

玄卓的奶奶在电话中听说此事后，特意从老家赶过来，专门请人写了一张黄裱纸，贴在了大门上。玄卓妈一看，只见纸上龙飞凤舞地写着："天惶惶，地惶惶，我家有个夜啼郎，过路君子读一遍，一觉睡到天大亮。"

老人的这番举动，令宝爸宝妈哭笑不得。玄卓妈自然不会信这种封建迷信的东西，她相信科学育儿。于是，她开始从网上恶补关于孩子夜间哭闹的解决方法，检查自己哪里做得不够好。

因为担心空调吹多了影响宝宝抵抗力，所以家里一直都提倡尽量开窗通风，保持室内环境清新。衣服也特意选的以棉柔轻薄为主，宝宝皮肤上没有任何红疹现象，所以基本排除环境不适或衣服过多问题。宝宝没有感冒发炎的现象，去医院身体检查也都正常，所以疾病影响的可能性也可以排除。

那么，还会是什么原因呢？简直令人抓狂！

于是，玄卓妈每天抱着孩子在小区花园里散步，并尝试着让他做一些适宜的运动，消耗体力。睡觉前，先给玄卓美美地泡一个温水澡，泡完还轻柔地为他按摩……几天下来，成效一般，这令玄卓妈妈有些焦虑。她甚至想，是不是要按网上的偏方给孩子炖点补品吃吃。

不少孩子白天好好的，可是一到晚上就烦躁不安，哭闹不止，中医称之为"小儿夜啼"。

　　哭是宝宝的一种本能反应。刚出生的宝宝还不会说话，感到痛苦的时候只能通过啼哭来表达。引起宝宝夜哭的原因很多，除了饥饿、尿布湿了、室内空气不好、环境过冷或过热、口渴、疾病疼痛等因素都会使宝宝在晚上啼哭不止。但这些都还是正常的生理性啼哭。

　　所谓的"夜哭"，指的是宝宝在白天的时候很正常，体检也发现不了什么异常，一到了晚上却哭个不停，有些是间歇发作，严重的甚至通宵达旦。

　　这种夜哭的原因大致有：脾胃虚寒，寒痛而哭；心经积热，热烦而哭；受到惊吓，恐惧而哭。常见于3岁以内婴幼儿，偶可见于3岁至学龄前。

　　因脾胃虚寒、寒痛而哭的，多数原因是母亲的身体怀孕前就比较虚弱，又过多吃了寒冷食物，进而影响到孩子。只要入夜就开始啼哭，哭声低而无力，半夜尤甚，面色青白，四肢不温，肚脐周围按上去较凉，腹痛喜蜷卧，伴泄泻，大便色青带绿、有不消化的食物，严重时会每次排便就啼哭。

　　啼哭时头部容易多汗，哭声尖细不畅，小孩喜欢被抱住，腹胀，进食减少，舌苔薄白，指纹淡。

　　调理思路为温中健脾、散寒止啼。以揉外劳宫、一窝风、小天心穴为重点，温阳散寒，镇静安眠，止腹痛。配分推阴阳（阳重）、补脾、清板门、推三关补脾阳，和气血调阴阳。顺运内八卦以和中气。

　　腹泻明显加推大肠，固肠涩便。手足寒冷明显，可以配合补肾水、二人上马，以补命门之火。最后捏脊。

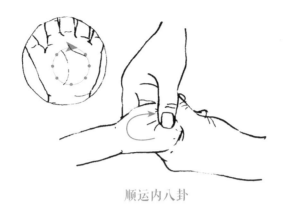

顺运内八卦

　　因心经积热、热烦而哭的，多由妈妈的身体一直火气大，喜欢吃肥甘厚味的食物，导致胎儿热扰心神、阳不入阴、心烦而啼。宝宝一般是面红目赤唇红，容易烦躁不安，不喜欢人近身或抱，甚至抱住以后啼哭声音会更厉害，哭声高而且尖锐有力。

　　入夜以后仰身啼哭，时间多在上半夜或凌晨两三点，四肢温，舌红，小便短赤，大便秘结。

　　调理思路取清心导火、泻热止啼。以天河水清心降火，安神镇静；平肝、掐五指节，镇惊除烦；推四横纹清热安神；再配合清胃，消除胃火，除积热。

　　受到惊吓，恐惧而哭的小儿，因为肾气还不足，一些风吹草动都有可能受惊。这类孩子啼哭的时候哭声尖锐，恐惧不安，状似恐怖，面色晦暗，善惊易恐，大便泄泻，小便清长，肢体欠温，畏寒，耳冷，二阴色暗。

调理思路是温肾消恐、安神止啼。平肝清肺以安魂定魄；天河水、小天心、五指节安神镇惊；补肾、揉二马补肾滋阴；捏脊以腰部为主。

五指节

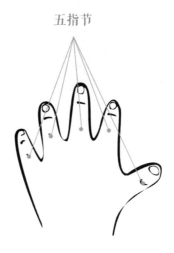

当孩子身体出了状况，不要浪费时间去悔恨，而是坦承自己的情绪。一旦这样做了，我们就会进入一种包容和接纳的状态。只是对自己说"我的孩子生病了"，不再归为"好"或者"坏"，不会和过去的经验以及未来的假设纠结在一起，让现在混乱不堪。

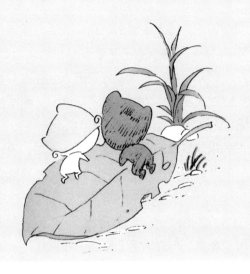

遗尿：
我又尿床了，是不是很笨

@豆豆　年龄：46 个月

　　妈妈准备好早餐，叫豆豆起床，豆豆却把被子蒙在头上，就是不肯起来。豆豆妈掀开被子，刮了一下小家伙的鼻子："小懒虫，再不起床，上幼儿园要迟到啦！"

　　豆豆一听，立刻重新把被子抢过来盖在身上，高声说："我不想上幼儿园！"妈妈纳闷了，小家伙平时上学挺积极，今天这是怎么了？任凭妈妈怎么问，豆豆都涨红着脸不说话。到了学校，老师一见到豆豆妈，赶紧小声告诉她，昨天午睡的时候，豆豆尿床了。当时他被班上的小朋友嘲笑了，所以一整天都不开心……

原来如此！不过豆豆妈没有太在意，因为豆豆以前并没有尿床的毛病，估计是贪睡过头才失误的。小孩子玩性大，相信很快就会忘记这次不愉快的经历。

然而，豆豆妈很快就发现自己大意了，几天后，放学的时候她被老师叫住了。虽然老师小心翼翼地措辞，豆豆妈还是感觉到难堪，毕竟豆豆已经上小班了，一个快 4 岁的孩子三番五次尿床当然需要引起重视。

豆豆爸知道后很生气，在饭桌上训斥了豆豆几句，说肯定是他贪玩不及时小便才会尿床的。挨骂的时候，豆豆瘪着小嘴不敢哭……

幸好，接下来的几天豆豆没有再尿床了。就在豆豆妈刚想松口气的时候，老师突然找到她，说发现豆豆中午压根就没睡，每天午睡时间就睁大着眼睛咬指甲！老师叮嘱说："孩子正是心理敏感期，切不可用威胁恐吓的方法去教育孩子。"

周末早上醒来，豆豆妈感觉身边凉凉的，下意识地手一摸：豆豆居然又尿床了！豆豆也不挪动，也没有放声大哭，手足无措地把自己蜷缩在被子里。

见孩子这般惊恐和羞耻的模样，让豆豆妈心疼不已并深深自责。她意识到不能把豆豆推向更远的地方，妈妈是最安全的港湾。她摸着孩子的小脑袋，柔声说："豆豆是个乖孩子，妈妈知道你不是故意的。这样吧，今天我们暂时不去画画班上课了……"豆豆抢着问："妈妈，我们是要出去玩吗？"豆豆妈笑着说："是的！出去玩的时候，我们顺便去找医生，豆豆现在出了点小状况，妈妈带你去看医生，很快就会好起来的！"

记得小时候，天气一晴朗，就有邻居在外面晒床单，因为家里孩子晚上在床上"画地图"了。而有的孩子更有意思，一遇到天气不好就尿床。天晴的时候，反而没有事。父母自然就会觉得麻烦不断，孩子是在故意捣蛋，偏挑这个时候尿床。

遗尿是指 3 岁以上的小孩睡眠中小便自遗，醒后方觉的一种病症。一般说来，宝宝在 1~1.5 岁时，就能在夜间控制排尿了，尿床现象已大大减少。但有些孩子到了 2 岁甚至 2 岁半后，还只能在白天控制排尿，晚上仍常常尿床，这依然是一种正常现象。3 岁以下的婴幼儿，由于智力发育还不完善，排尿的正常习惯尚未形成，或者贪玩少睡、过度疲劳等，均可引起暂时遗尿，这些都不属于病态。

如果 3 岁以上还在尿床，次数达到 1 个月 2 次以上，就不正常了。5~6 岁以后还经常性尿床，并每周 2 次以上，持续达 6 个月，医学上就称为"遗尿症"。如果经久不愈，会影响小儿的精神和生活。

中医认为小儿遗尿与肾气不足、脾肺两虚、肝经有热有关。不过小儿遗尿跟肾气不足关系最大，导致膀胱失约，肾原本是管二便的，现在小便不听命令了，就产生了自遗。

肾气不足最常见，这种孩子平常的表现是睡中遗尿、面色无华、精神委靡或智力不佳、腰酸腿软、小便清长、舌苔淡、指纹红。

那么是什么原因导致这样的症状？我们说肾与膀胱是相表里的，孩子从出生肾就常不足，尤其肾阳往往表现不足。这时膀胱气化功能也就差了，封藏能力也跟着不行，不能制约水道而形成自遗。

所以肾阳不足的情况下，它的下元就会虚寒，下元一虚寒约束力就不够，约束力不够就不能止尿，就会形成膀胱自遗。肾阳不足的孩子就容易精神委靡，智力欠佳，因为肾主骨生髓、脑为髓之海。

据说日本人经常会给孩子吃豆豉，大家想想豆豉是怎么制作的？是什么颜色、味道？《内经》里面说肾属水，其色黑，其臭腐，其味咸。所以平时少量给孩子吃点豆豉，是可以补肾健脑的。

腰为肾之外腑，当肾阳虚的时候，其腑就不强，所以会腰酸。骨为肾所主，当这个人肾阳不足就会骨软，表现出腿软。

针对肾阳不足引起的遗尿，调理思路是温阳补肾、固涩小便。因为治疗尿床的时候，相对年龄都是3岁以后了，所以按抚的时候可配合一些身体的其他穴位。以补肾经、补脾、推三关、上推七节骨、捏脊为主，再加强按揉百会、揉命门、肾俞穴、擦八髎（分上髎、次髎、中髎和下髎，左右共8个穴位，分别在第1～第4骶后孔中）、揉关元（下腹部前正中线上，当脐中下3寸）。

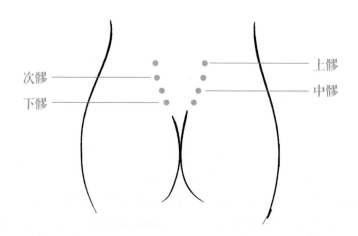

次髎　　　　　　　　　　　　　　　　　上髎

下髎　　　　　　　　　　　　　　　　　中髎

可能有人会问，为什么补肾的时候还要补脾？我们经常说一句话"肾为先天之本，脾为后天之本"。所以要想补先天之本，必须要先把后天之本加强。再说说按揉百会穴，百会为诸阳之会，在人体的最高处，所以按揉百会有益气提升、固尿止遗的作用。当肾阳不足的时候，按揉百会有增强肾阳的作用。

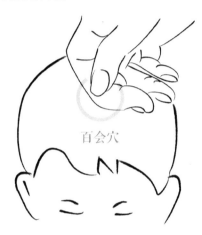

食疗方两则

羊肉 150~250 克，鱼鳔 50 克，黄芪 30 克，桂皮、姜片、盐各适量。将羊肉洗净切片，同鱼鳔、黄芪同加水煎煮，放入适量桂皮、姜片、盐煮熟，饮汤食肉及鱼鳔。本方适用于肾阳虚所致遗尿。

山药、益智（盐炒）、乌药各 60 克，猪脬（猪膀胱）1 个。前 3 味共为细末，用纱布包好，与猪脬共炖至熟。每天 2 次，吃肉饮汤。本方适用于肾阳不足之遗尿。

再看一下肺脾两虚，这种情况主要表现为晚上遗尿或日间尿频，但是尿量并不多、易感冒、面色少华、神疲乏力、食欲不振、大便溏薄、舌淡苔薄白、指纹淡红。

这些症状是怎么来的呢？肺是主气、通调水道的，掌管我们的呼吸系统，肺气不足，孩子的免疫力就差，动不动就容易感冒。肺气虚了，管理水道的能力下降，不能制下，小便自然就尿出去了。而脾是管运化的，运化水谷，运化水液。脾虚了，不能很好地运化水湿，水就下注膀胱，小便就容易不受控制。运化功能差了，孩子的食欲就不好，大便容易不成形；而精力也会明显变差，整天懒洋洋的，不想运动。再加上气虚不能固表，就会导致他经常汗自出，舌苔淡白。所以一旦有这些症状，可以先不要去管遗尿的问题，把孩子的肺气及脾阳补足，遗尿也就迎刃而解。

肺脾两虚导致遗尿的调理思路：肺属于上焦，而脾胃属于中焦，膀胱就属于下焦。肺脾两虚的孩子，其实三焦都出了问题，所以此时应补肺益脾、固涩膀胱，那配穴就应在肾阳虚的基础上增加揉腹部，把中焦疏通一下，然后揉气海（前正中线上，当脐中下1.5寸）、足三里，最后按百会，调补气血，增强固涩能力。

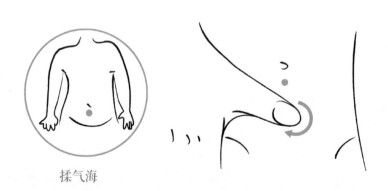

揉气海

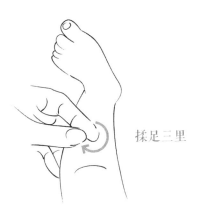

揉足三里

食疗方一则

新鲜猪脬 1~3 个 (按年龄大小定数量)，炙黄芪 20 克，盐适量。先将猪脬洗净，每个装入炙黄芪 10 克、适量盐，用棉线扎紧猪脬口，加少量水用文火蒸烂，弃去黄芪，趁热令小儿一次或几次吃完肉、喝尽汤。如未愈，1 周后可再服 1 剂，3 剂为 1 个疗程。本方适用于小儿因脾肺气虚所致的遗尿。

还有少数孩子是因肝经湿热、疏泄失常、火热内迫、热迫膀胱以后，导致膀胱不藏而引起的遗尿，主要症状有尿黄、尿浑浊、小腹胀痛、尿道灼热、睡卧梦语、烦躁、舌边红、苔黄腻、脉滑数、指纹紫滞。这种肝经湿热引起的遗尿，先用清肝、退六腑以清肝泄热，清板门以清热利湿，揉小天心以安神除烦，然后再配合捏脊、上推七节骨。

食疗方一则

珍珠草 15 克，鸡肠 1~2 副。将鸡肠剪开洗净，与珍珠草加水共煮熟，去药渣服用。本方适用于因肝经湿热所致遗尿。

根据临床观察证明，遗尿若得不到及时诊疗，易使孩子形成内向、敏感、胆小、自卑心理，个别严重者甚至难以与他人沟通、偏执、具有暴力倾向，造成性格缺陷，并会影响孩子成长，出现偏矮（身高比正常儿童低2~5厘米）、偏瘦或虚胖身材。所以提醒各位家长对孩子的遗尿还是要引起重视。此外：①按摩抚触治疗遗尿有较好的效果，但必须辨证准确。3岁以下儿童，由于脑髓未充，或正常的排尿习惯尚未养成而尿床者不属病理现象。个别幼儿因贪睡，或懒卧不起而致尿床，只需定时唤醒排尿，不需治疗。若因膀胱、尿道及附近器官炎症，如包茎、蛲虫病、脊髓炎、大脑发育不全、隐性脊柱裂等引起的遗尿，需积极治疗原发病。②晚餐宜少盐饮食，晚餐后不再喝过多的水。③劳逸结合，白天不宜让孩子过度疲劳，睡前不要过度兴奋。 ④注意心理疏导，避免精神性或心理性遗尿，鼓励孩子对治愈遗尿树立信心，切忌歧视、责骂、处罚孩子。

关于"七节骨"这个穴位，要重点说一下。

七节骨的位置在第4腰椎至尾椎骨端（长强）呈一直线。为什么要重点讲？是因为2年前，我遇到一个患者，找我调理身体，同时跟我聊起她的女儿5岁了还在尿床，很苦恼。我建议她可以给孩子做小儿按抚。一般的尿床，我的建议很简单，就是捏脊，然后加强肾俞穴，再配合推上七节骨就可以。

后来这个患者告诉我，她有坚持给孩子做按抚，刚开始效果还挺好，孩子过去每周有1~2次尿床，按抚大概1周就见效了，持续1个月没有尿床。可是，坚持1个月后，效果反倒越来越差，孩子还不如以前，隔三岔五就尿床。弄得她没办法，每天晚上都给孩子穿上纸

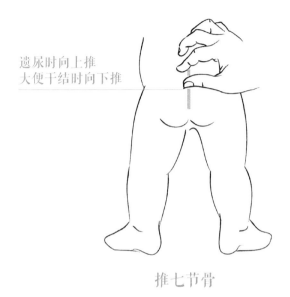

遗尿时向上推
大便干结时向下推

推七节骨

尿裤。

我很困惑，还是第一次遇到这种情况。就问她，怎么给孩子推的？她告诉我，自己在网上看了一个帖子，照着上面方法坚持做向下推七节骨。我一听坏了，治疗尿床应该是向上推七节骨才对。

我们看七节骨的位置属于督脉起点的一段，督脉是主一身之阳气的。之前说过，孩子尿床主要原因就是肾阳不足，经络取穴顺经为补，逆经为泻。这个孩子尿床了，向下推七节骨，肯定是不行的。

但一开始为什么有效果呢？就像我们划船，船桨往后划，船就往前走，孩子阳气是得到了一定的提升，跑得比之前快，但毕竟一直在"泄气"，这样的"行舟"，孩子阳气损伤到一定程度，副作用就显现出来了。

所以在学小儿按抚的时候，要留心孩子的经络和成人是不是真的不一样？选穴的时候，到底有没有关系？有热的时候，我们是不是取阴面（阴经）的穴位比较多；有寒的时候，是不是取阳面（阳经）的穴位比较多？这样理解和掌握按抚疗法，或许也是一条方便之路。

同样给孩子做按摩抚触的时候，针对督脉的手法，只有在高热需要退热的时候，才会从上往下按，正常情况下都是从下往上做的，没人会觉得孩子的阳气太足，需要泄一些。七节骨只有一种情况往下推，就是遇到孩子大便干结，需要通便的时候，是下推七节骨。

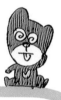

孩子害怕错误，因为往往要承受周围人的指责，这会让他们觉得自己"不乖""差劲"，有时会严重怀疑自己，从而在未来的日子里经常不自信，不敢去尝试，畏手畏脚。我们常把孩子的"错误"看成故意为之，因而忽略了应该关注的重点，把真正的缘由放置一边。身为最亲密的人，却只看到那些糟糕的表相。

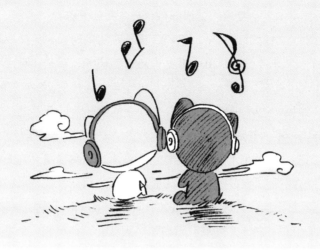

小儿肌性斜颈:
好好的小树苗, 怎么就 "歪了脖"

@ 小金币　年龄: 31 个月

小金币出院前检查身体, 各项发育指标都比一般的新生儿要好。这让金币妈松了一口气, 因为她是高龄产妇, 一直担心孩子身体情况输在起跑线上。

爸爸妈妈喜滋滋地抱着女儿出院回家。一进家门, 就看见奶奶正往婴儿床上拴一个红气球。红气球飘来飘去的, 又漂亮又喜庆! 都说现在的孩子聪明, 还真是, 别看小金币出生才 1 周, 可是眼睛已经会顺着那只气球看了。全家人都很兴奋，一直夸孩子聪明。

慢慢地，小金币满月了。奶奶给孩子洗澡的时候，突然发现她颈部下方有一个圆形肿块，用手摸上去还挺坚硬的，而且还可以移动。金币妈也走了过来，用手一按，小金币就哇哇大哭起来，看来还有些痛。小家伙一边哭一边还扭着下巴，头使劲歪向另一头。看着孩子这个奇怪的姿势，一家人开始面面相觑起来。

奶奶说："咱小金币应该是落枕了，没事，这种情况过几天就会好的！"金币妈说："我看孩子是整天歪着头看那只红气球造成的吧？书里说，得经常更换玩具悬挂的位置才行。"金币爸建议送去医院看看，奶奶立刻反对："去什么医院！你们年轻人就爱大惊小怪。"最后，大家决定再观察一段时间。

观察的结果是，小金币能吃能睡，好像并没有什么影响。而且把红气球调换了位置后，小金币的脖子好像也不那么歪了。又过了一段时间，小金币脖子上的肿块也在慢慢缩小，最后不见了。

一家人的心这才彻底放下，也渐渐把这件事情忘了。

直到小金币2岁半，有一天奶奶带她出去玩，遇到一个多年没见的老姐妹。老姐妹打量着小金币，快言快语地说："我说，你有没有觉得你家孩子的两只眼睛好像不太对称啊？哎哟，鼻子和耳朵好像也不太对。对了，我想起来了，我家邻居的小孩好像也是这样，后来带去医院检查，说是一种叫作小儿肌性斜颈的病……你孙女会不会也得了这种病？"

金币奶奶不高兴了，气呼呼地抱着孩子回了家。

都说旁观者清，当局者迷，人们的视角往往是具有欺骗性的。比如一个人突然变瘦了，每天跟他生活在一起的人，是没有办法马上察觉出来的。金币奶奶当时虽然生气，可过后一想，确实不敢大意，赶紧把这事告诉了儿子儿媳。他们把孩子带到医院一检查：小金币果然患了小儿肌性斜颈。

小儿肌性斜颈，俗称"歪脖"，是新生儿及婴幼儿最常见的肌肉骨骼系统先天性疾病之一。患此病时，婴幼儿颈部活动会受到限制，以颜面旋向健侧，头向患侧斜、前倾为主要特征。如果治疗不及时，就容易形成小儿颜面部大小不对称、流口水，严重者会导致代偿性胸椎侧弯，甚至心理疾患的后遗症。

引起斜颈的原因有 3 种：一种是产伤，在生产的时候，一侧胸锁乳突肌因受产道或产钳挤压受伤出血，血肿形成挛缩。第二种是缺血性肌痉挛，分娩时胎儿头位不正，一侧胸锁乳突肌供血受阻，引起了该肌肉缺血性改变，常由肌纤维水肿、坏死及继发性纤维增生所致。还有一种原因是在子宫内发育障碍，由于胎儿在子宫内头部向一侧偏斜，使一侧胸锁乳突肌供血不畅所致。

造成斜颈还有其他原因，但在幼儿时期比较少见，包括颈部组织发炎（如急性淋巴结发炎），因为肿痛的关系，也会使头歪到一边去。运动伤害、睡姿不良等也可能引起一侧颈部肌肉痉挛，使颈部活动不对称。视力不对称也会造成头歪。神经方面疾病如脑性麻痹，也可能有颈部肌肉收缩异常的情形出现。

这些原因使颈部活动受限，症状与斜颈相似，但都不是我们要谈的"斜颈"。

小儿斜颈大多发生在产后的 2~3 周。父母在宝宝出生后如果发现宝宝无论是俯卧、仰卧，还是坐着，脖子都会歪向一侧，一侧的脸面接近同侧的肩部，而下颌则转向对侧时；或是当宝宝在家长的引领下向另外一侧活动时，脖子会出现紧绷的感觉，就要警惕是否是小儿斜颈症。另外，用手触摸宝宝的一侧颈部时，如果发现有一个圆形或是绳索状的肿块时，也有可能是患上了这种病。

遇到这种情况时有以下三个建议：

第一，尽快将孩子带到儿科或骨科门诊，由专业的医生确诊，并根据病情做进一步的治疗。

第二，确诊后，家长可以在家中引导宝宝多做主动运动，进行辅助治疗。如家长多站在宝宝患侧，用玩具逗引孩子，让宝宝主动转头。在睡觉时，妈妈也可以睡在宝宝的患侧，让宝宝感受到妈妈的存在，从而将头转到患侧的一边。还可以给宝宝适当做一些头控训练，即经常用玩具来逗引孩子，让孩子抬头，头向左右两边旋转。在逗引时，尤其要注意利用玩具让宝宝多向患侧的斜上方看。

第三，可以给孩子做按摩。抹上爽身粉以后，运用拇指或示、中指头在患侧胸锁乳突肌肥大肿块部位，做自上而下的轻揉按摩，能够舒展理顺挛缩的胸锁乳突肌，改善局部的血液循环并促进新陈代谢，使局部硬结的肌肉纤维逐渐软化。等感觉到肌肉逐渐软化的时候，可以用拇指与示、中指相对反复拿捏患侧胸锁乳突肌，上下来回捻转几遍，再重点提拿肿块处3~5次。

提拿结束以后，两手抱住孩子头部作左右旋转，每次旋转10~20回，这样能够松解僵硬的胸锁乳突肌。左右旋转结束以后，还可以轻轻地左右摆动头部，每次可摆动10~20回，使患侧僵硬的胸锁乳突肌得到伸展和活动。左右摆动时应注意向倾斜的相反方向纠正，手法不能生硬粗暴。通过多次反复纠正，从而使僵硬的肌肉纤维得到松软，歪斜的头颈部能够恢复正直。最后结束的时候，两手分别托住孩子头部和下颌，上下垂直稍作拔伸。每天1次，每次10~20回，这个动作可使变粗变短的胸锁乳突肌逐步得到拉长松软。

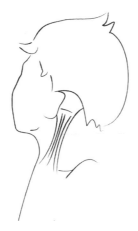

胸锁乳突肌

以上按摩动作，最好都能连续做完，每天坚持给孩子按摩 1~2 遍，达到舒筋活血、软坚散结的目的，逐步纠正斜颈，恢复正常。

斜颈用按摩手法加以纠正，越早发现，越早治疗，效果越好。治疗时间一般以 3 个月为 1 个疗程，轻者 1 个疗程可以治愈，较严重者则需 2 个疗程。要连续治疗，不要间断，切勿延误时机。

观察与经验，和谐地应用到生活上就是智慧。

——冈察洛夫

第四章

愿你茁壮

——小儿 6 套日常保健法

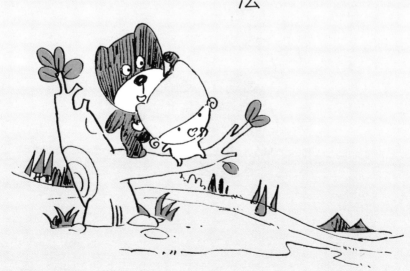

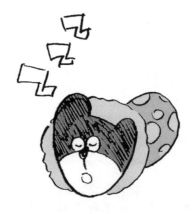

我想先聊一下"希望和相信"。在孩子的成长过程中，我们祝福孩子，无不希望他（她）能健康成长，但现实中，家长的担心无时无刻都伴随着他们。

吃少怕饿着，吃多担心积食；穿少怕冷着，穿多又怕捂出汗。这些担心时间久了，每天不停地唠叨，就变成负能量传递给孩子，担心生病就会生病，担心什么就来什么了。

生病不可怕，在治病之前的辨证才是关键。

如果不小心孩子身体出现了状况，请相信我，那也是成长不可分割的一部分。至亲对他（她）的爱与他（她）要去承受的疾病伤害，只是同一事物的两面。如果父母的爱也是一种疗愈力，疾病就是人生道路上伟大的导师，教我们从痛苦中汲取养分，这甚至比一路畅通来得更显价值与珍贵。

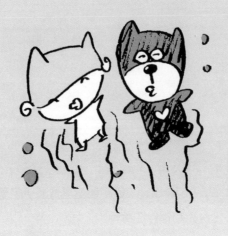

增高助长不烦忧

现在的父母，除了关心孩子健康快乐以外，还会关心孩子身高能不能再突破一下父母的"遗传限制"。人的身高虽然受种族和遗传因素的影响，但实践证明，后天因素也不容忽视。小儿按抚能让孩子充分发挥自身增长的潜力。

中医有"三十二日一变，六十四日一蒸"之说，从而形成了小儿生长发育的规律。年龄越小，生长发育越快。这种特点尤其在 3 岁以前的小儿身上表现得更为突出。

我有个朋友，他的孩子叫卓卓。卓卓的身高问题几乎让我朋友着魔了——全家人最大的心愿就是希望卓卓长到一米七。我们也是因为卓卓身高问题而结缘成为朋友的。

对男孩来说，一米七不算高，可是这个数字足以让卓卓全家人满意。卓卓的爷爷是老一代教授，卓卓爸则是年轻有为的企业家。但是，他们父子俩的身高都不到一米六五。身高太矮，是卓卓家两代男人心头最大的痛——啊不，四代。据卓卓爷爷的回忆，他老人家的爷爷和父亲更矮！

卓卓妈刚被查出怀孕时，整个家庭就立刻多了一门共同的功课——想方设法使孩子能长高一些。卓妈的孕期饮食、生活作息全都"军事化"管理。卓卓出生后，因为是个男孩，卓卓爷爷立刻抛下他一向研究的物理，将全部精力都放在研究"让卓卓增高"的伟大课题上了。老人家不但平时注意卓卓的营养，还风雨无阻地带着卓卓进行一系列运动。

春天的时候，爷爷非常注意保护卓卓的健康，因为他认为春天是孩子长得最多的季节，千万不要让他在那时候生病，要让他的身体自由快速成长。

在卓卓 1 岁多的时候，爷爷又打听到一个增高的办法——按摩抚触增高法。每天一有时间，爷爷就给卓卓按摩身上的各种穴位，说是可以刺激他长得高一些。

这一回，卓爸卓妈表示了担忧：前面爷爷怎么折腾他们都毫无异议，但对于这个按抚增高法，夫妻俩内心是怀疑和抗拒的。这么小的孩子，骨头还软软的，万一按抚的人手重了一点，损伤了孩子身体功能可怎么办？

直到一次机缘巧合，卓卓爸妈在某交流会上遇见了我，知道我是医生，便跟我咨询按摩抚触法是否真的可以帮助孩子长高？我肯定地回答："放心，千真万确！"

《内经》讲"春生夏长，秋收冬藏"，春三月，此为发陈，天地俱生，万物以荣。据研究发现，每年 3~5 月是儿童、少年的加速生长期，平均长高 1.37 厘米，明显高于其他季节。这说明春季的确是生命萌发、万物生长最快的季节，孩子们在春天也是长高最关键的时期，时间、温度、环境都是最适宜的。所以对孩子们来说，春天是一年中增高益智最好的季节，在这个季节一定要抓住机会给孩子调理，不要错过。

中医里面说，肾藏精，精生骨髓，骨髓充实，骨骼强壮。肾的精气盛衰，直接影响骨骼的生长、营养、功能等，故称为"肾主骨髓"。

儿童的长高，首先需要骨骼健康发育，而骨骼的健康发育取决于肾气是否旺盛。肾主骨，肝主筋，脾主肌肉和四肢，小孩的高矮和肝、脾、肾三脏有着密切的关系。脾胃为后天之本、气血生化之源，气血充足了，肾精就充足，骨骼就壮健。

长高需注意的事项有哪些？

注意睡眠时间。孩子在子时之后，也就是 23 点以后，有一个分泌生长激素的高峰，而处在浅睡眠状况下的孩子则不容易达到这一高峰，因此，孩子最好在 21 点 30 分之前入睡，以尽快达到深度睡眠状态。

注意营养。春天孩子身体生长发育较快，对各种营养素的需求也相对增加。家长要注意让孩子均衡饮食，避免并纠正孩子挑食、偏食等不良习惯，让孩子少吃快餐和油炸食物。

加强户外运动。春天应该让孩子投入到大自然的怀抱中，尽情享受运动的快乐。所以现在有些国家的平均身高在增长，有些国家在降低，都与运动有直接关系。此外，特别提醒，尽量不要给孩子太大压力，因为压力过大会抑制生长激素的分泌。如果一个孩子在成长的每个阶段都获得了充分的满足和滋润，其各方面的能力都会得到施展，不容易生病。而一个长期处在压力环境下的孩子，精神受到了抑制，同样身体也会得不到正常的发展。

避免补钙长高误区。儿童补钙越多越好其实是认识上的一个误区，婴幼儿时期补钙是为了预防佝偻病，年纪大了补钙是为了预防骨质疏松症，但单纯的补钙并不能直接使少年儿童长得更高。高钙摄入会影响铁、锌、镁等元素的吸收，对于贫血以及缺锌的孩子影响就更大。因此对于不明显缺钙的孩子可以通过豆制品、奶制品和鱼肉等食物来补充，并且鼓励孩子多做户外活动，配合阳光的作用以促进钙在体内的吸收，因为晒太阳和户外运动是最好的天然补钙法。

按照2016年全国同年龄的数据跟踪调查得出比对的结果，除外基因等因素，健康孩子比那些经常生病的孩子平均身高高出5厘米。

想让孩子长高，除了上述几点外，家长还可以多给孩子按摩下面的几个关键穴位。通过穴位抚触、经络按摩来增强全身气血的运行，促进新陈代谢，有利于骨骼发育，提高免疫力，健脾益智，对增加身高可以达到事半功倍的效果。而且小儿按抚简便易行，孩子容易接受且很享受。

春季应肝，肝主筋。春季肝经舒畅调达，则筋脉舒展，利于孩子生长。先按揉阳陵泉，配合按弦走搓摩，以调畅肝经气机。

阳陵泉，在小腿外侧，当腓骨头前下方凹陷处。按弦走搓摩，从腋下两胁至天枢处，以两掌从腋下搓摩至天枢处。然后依次点揉身柱（第3胸椎棘突下凹陷处）、

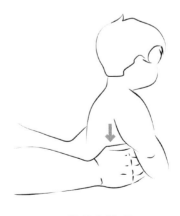

按弦走搓摩

命门、中脘、神阙、双足三里、双三阴交、双涌泉各3分钟，捏脊5遍。

身柱的"柱"字，在古代是指楹柱，就是在房子中直立的起支撑作用的构件。身柱在人体后背两个肩胛骨的中间，上接头部，下面与腰背相连，就像一个承上启下的支柱。我们形容一个人负担重的时候，总喜欢说他"上有老，下有小"，是家里的"顶梁柱"，其实就是突出其在家里的重要性。身柱穴也是人体的"顶梁柱"，要想五脏六腑、四肢百骸都能好好地工作，不出问题，一定要照顾好身柱穴。

日本对身柱推崇有加，称之为"小儿百病之琵琶骨"，位于胸廓的后面，是三角形扁骨，分为两个面、三个角和三个缘，呈一个倒三角形状，左右各一个，互相对称。灸点，是说灸身柱穴对小儿疾病有很好的疗效。早在1938年，日本针灸学家代田文志就曾为长野县的小学生集体灸身柱穴，这些身体虚弱、动辄感冒、消化不良的孩子，1个多月以后就得到了明显的改善，半年之后基本都痊愈了。这事当时在日本引起了轰动，以至于日本很多小学都效法施行。

男孩连续做8天后休息3天，女孩连续做7天后休息3天。每天早晨起床以后做，效果更佳。做完休息30分钟，吃早餐。一年四季都可以做，春季效果最好。长期坚持，配合揉腹，还可以作为孩子的日常保健。

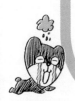

当我年轻的时候，我想成为除我之外的任何人。但我必须接受我自己，我的缺点，我的一切。我们没有办法选择自己的缺点，它是我们的一部分，我们只能接受它。

——《玛丽和马克思》

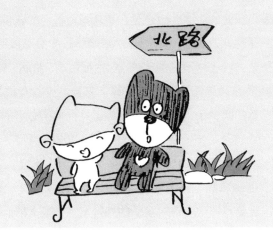

吃嘛嘛香壮宝宝

　　对于 0~3 岁的孩子，如果让妈妈们列举最关心的问题前 3 名，八成会有关于孩子消化吸收的问题。让孩子进餐定时定量，避免过饥或过饱，有助于形成"进食条件反射"。

　　对于婴幼儿，在尝试吃一种新的食物时，要让其慢慢适应。添加辅食应从流质到软质，对于 2 岁以下的婴幼儿，所添加的副食品，一定要烂、细、软。例如，可将青菜切碎、弄烂，做成菜泥，一次量不能给太多，逐渐加量。同时更不能偏食一种食物，要做到多品种、多样化。即使是小婴儿的饭菜，也还是应该考虑做得色香味俱全一点。

2~3岁的婴幼儿，因为已经有16~20颗乳牙，食品可以稍微粗一点。孩子的生长需要各种各样不同的营养，包括蛋白质、脂肪、碳水化合物、维生素、矿物质和微量元素、纤维素等营养素。五谷杂粮是最基础的食品，而肉、鱼、奶、蛋、蔬菜、水果等也是身体所必需的。

尽量避免给孩子吃腌制及油炸类食物，因为这类食物不容易消化，含有较多的盐分，会加重消化道负担从而引起消化不良，长期食用还会引发肥胖。而生冷和辛辣食物会刺激消化道黏膜，易引起腹泻或消化道炎症，家长要多留心，这对孩子的脾胃伤害是很大的。

大一些的孩子，应尝试自己动手吃饭。注意卫生，饭前一定要洗手，食物要干净新鲜，温度以"不烫不凉"为最佳。吃饭时，周围不要太吵，更不能分心看电视。养成细嚼慢咽的好习惯，充分咀嚼食物次数愈多，随之唾液分泌也愈多，对胃黏膜有保护作用，可减轻胃肠负担。

要对孩子的食欲进行保护，如果他（她）不愿意吃饭，不要强迫。因为在有食欲的时候，吃东西才是最好、最容易消化的。但也要注意，有些食物孩子喜欢，觉得味道很好，于是家长就不停地加量，以为可以补充更多营养，孩子也就一下子吃多了，结果造成消化不良。

当孩子出现消化不良的征兆时，家长要注意，不能再喂不易消化的食物了，这样会让孩子的脾胃负担更沉重，无法运作。这时，尽快按抚治疗，效果是很显著的。

有一个穴位俗称"健胃消食穴"——板门，日揉板门300次，宝宝吃饭香。所以，即使宝宝没有明显消化不良的情况，日常也可以揉揉板门穴，对促进消化有很好的作用。可再配合揉中脘，用中指揉穴3

分钟；揉天枢，脐旁旁开 2 寸用中指及示指同时分揉两穴 3 分钟；摩神阙，即用手掌以顺时针方向摩脐 50 下；补脾土 5 分钟；推四横纹 3 分钟；用拇指按揉足三里各 2 分钟。

　　除此之外，对小孩的腹部一定要保暖，让孩子养成定时排便的好习惯，保持消化道的通畅，相对就不容易发生消化问题。

　　　　我们对于儿童有两种极端的心理，都于儿童有害：一是忽视，二是期望太切。忽视则任其像茅草样自生自灭，期望太切不免揠苗助长，反而促其夭折。所以合理的教导是解除儿童痛苦，增进儿童幸福之正确路线。

　　　　　　　　　　　　　　——《陶行知全集》

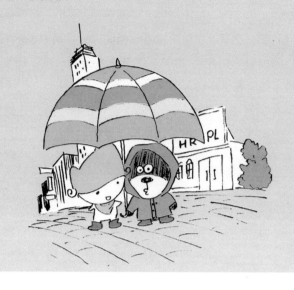

紧张焦虑胆小鬼

　　在新的不安定的环境下，紧张、谨慎可以让孩子对危险事物更加敏感而加倍小心，这是好事。但如果孩子对于周遭长时间处在紧张状态，把心里那根弦绷得紧紧的，我们就要说是过度敏感或者太易紧张了。

　　我们先谈谈小儿易紧张是怎么回事吧？

　　1岁以下的孩子称为婴儿，1~3岁的孩子称为幼儿。无论他们处在哪个成长阶段，接触最多的人多半是母亲，主要是通过情绪表达需求，因为那时候语言功能还没有完善。即使不会说话，也一定是有感受的。从降生到这个世界的那刻起，孩子每时每刻都和外界充满着联系。在这些关系中，最为重要的滋润纽带就是妈妈。冷了、饿了，孩子会哇哇地哭，如果妈妈们及时给出适当的回应，孩子一定是安心的，自然会有更大的兴趣和勇气去探索外界。

如果反过来，妈妈的回应很迟钝或者缺乏回应，则会使孩子形成对外面世界的判断——不安全。同时让孩子认为自己哪里做得不好，对外界采取暴力反击或者极端害怕屈服的内化模式。举个例子，当一个孩子去学习走路的时候，不慎跌倒，如果妈妈大惊失色，传导给孩子的信息就是需要时时战战兢兢地来面对这个世界。

所以说，当孩子试着去探索外面世界的时候，需要小心谨慎，但如果把握不好这个度，则容易造成恐惧、退缩、习惯性紧张。没有安全感会形成一种成人之后的人际关系模式，也许是伴随一生的最深层的原始代码。

孩子会觉得是因为自己不够重要、不够好才被人忽视，因此害怕和在意不被人喜欢，恐惧跟人打交道，别人的一个眼神也要思考好久。很多人，成年后会表现得外在极其光鲜，用这种方式将自己包裹起来；但无例外地会时刻害怕自己露出破绽，被人看到会摒弃、讨厌、嘲讽自己，捆绑着一种分裂式的思维模式。

能恰当地及时回应孩子的敏感需求，是婴幼儿期获得安全感的基础，孩子的安全感就由此而建立了。

孩子紧张是如何表现出来的呢？手脚冰凉紧缩、频繁地眨眼是孩子因为感受到紧张而出现的代表性症状之一，越是内心细腻的孩子越容易出现这种情况。在 3~7 岁的孩子中这种症状也很多见。再如，明明很久都没有尿过床，最近却突然总是尿床。这样的孩子内心怀有紧张情绪的可能性很高。例如，在遇到某些环境的改变或在遭遇被欺负的情况时，孩子精神上也会感到很紧张而容易出现尿床。

还有就是喊着肚子痛，可查不出任何问题，但在睡觉或者轻松玩耍的时候就不会出现腹痛，也是孩子紧张不安的特征之一。肠胃被称为第二个大脑，是一个直接反映情绪的地方。为什么很多人感到紧张的时候就会引起腹痛？在感到紧张和不安的时候，自主神经系统就会起反应，在这一反应下肠胃变得敏感，结果就引起了腹痛。所以妈妈们一定不要认为"这不是在装病吗"，而要确实做好对孩子情绪的照料。

孩子遇到紧张、冲突及困惑的情况时，往往无法顺利、正确地找到自行调节的方法，家长应如何帮助孩子缓解紧张情绪呢？

首先让孩子拥有自己的时间，保证充足的独处时间，做自己喜爱的游戏，去尊重，不去干预，因为只要尽全力去做自己喜欢的事情就能消除紧张情绪。要鼓励孩子表达自己的悲喜，增加亲子间的谈话，自然地打探出孩子不安情绪的来源。家长要学会倾听缘由，被压制住的坏情绪往往是压力潜在的根源，要让孩子感觉到无时不在的关爱、理解、支持。

有时候孩子的烦躁紧张情绪可能来源于家庭，成人间的和谐关系、欢乐的家庭气氛也是孩子获得安全感的重要保障。在孩子躁动不安时，给他（她）听些熟悉的儿歌，说些有趣的笑话。这种良性的互动——欢快的旋律和幽默的语言，往往会起到意想不到的效果。

尤其推荐经常性地、温柔地将孩子抱在怀里，摸摸孩子的小手，顺便揉揉孩子的小天心穴1~3分钟，二马穴、补肾经1~2分钟。还可以补脾经3分钟，清板门1分钟。孩子睡午觉或者晚上睡觉的时候，再配合头面的手法，开天门100次，推坎宫100次，按揉太阳穴1分钟。

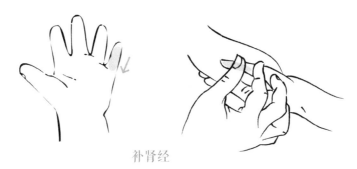

补肾经

这样可以很好地帮助孩子补虚扶弱、宁心安神，可以有效快速地解决小儿的紧张情绪。

此外，让孩子多接触大自然，尽情地活动身体，有利于消除紧张、急躁情绪，还可锻炼孩子在遇到突发事件时保持镇静的能力。

不能把小孩子的精神世界变成单纯学习知识。如果我们力求使儿童的全部精神力量都专注到功课上去，他的生活就会变得不堪忍受。他不仅应该是一个学生，而且首先应该是一个有多方面兴趣、要求和愿望的人。

——苏霍姆林斯基

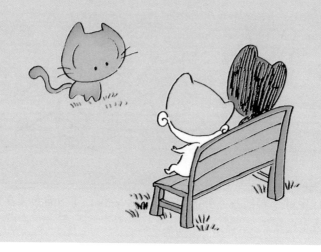

我家有个夜猫子

很多孩子到了晚上精力还非常旺盛，或者即使睡着了也不踏实，一夜醒个两三次属家常便饭。有的宝宝更是一放就醒，奶睡、抱睡、背着睡等各种方法都使个遍。这可愁坏了工作一天，还要哄宝宝睡觉的爸妈们。更何况，因为睡眠不足，孩子也长得比一般的宝宝矮小，免疫力差。

华盛顿国家儿童医疗中心的研究者 Judith Owens 说，3 岁之前睡眠不足 10 小时的孩子，到 6 岁时多动症的发病率更高；学龄儿童平均每天多睡 27 分钟，他们情绪、专注度的表现就能有很大程度的提高。

很多科学家都已经发现，睡眠会影响孩子的心血管健康、大脑、学习以及行为模式。我也通过对近 1000 个孩子的回访发现，晚间迟迟不睡的孩子，在 5~7 岁的发育过程中，阅读和算数能力都相对差些，这也从侧面说明，他们的反应能力和空间能力多少受到了睡眠的影响。

生长激素，最好的获得方式其实是在孩子的深睡眠期——晚上 10 点到凌晨 1 点，这是生长激素分泌高峰期。生长激素只有在熟睡 70 分钟后才会开始分泌。那些体内生长激素缺乏的孩子，睡眠的时间低于平均水平。同时，睡眠少会让孩子成年后罹患糖尿病、肥胖和心脏病的风险加大。

而且，长期晚睡体力得不到恢复，因为睡眠不足，抵抗力变弱，容易受疾病侵蚀，动不动就爱哭闹，攻击性强喜欢打人，缺乏耐心，脾气也变得越来越暴躁。

有个 2 岁半的男孩安宁，叫安宁可却一点不安宁。每天上午 10 点前醒，下午 3 点左右睡 2 小时 "午觉"，晚上一直要玩到 12 点才肯睡觉。哄过劝过，打过骂过，根本没用，眼看着作息时间愈加不正常，妈妈已被他折腾得神经衰弱，二胎问题根本不敢考虑。

小家伙的精力，真的是如此旺盛吗？有什么方法可以让宝宝安然入睡呢？关于如何让孩子早睡及安睡，我们先参照下美国国家睡眠基金会建议孩子的睡眠标准 。

0～3 个月需 14～17 小时

4～11 个月需 12～15 小时

1～2 岁需 11～14 小时

2～3 岁需 10～13 小时

正常情况下，我们建议在婴儿 3 个月大时，就可以着手让他们养成有规律的睡眠习惯。对于 10 岁以下的孩子，需要保证他们晚上 9 点半之前就睡觉。良好的睡眠是保证小儿体格和神经发育的必要条件，特别是 1 岁以内的乳儿，其健康活泼的程度，皆取决于睡眠质量的好坏。

新生儿由于还没有白天和晚上的概念，一天 24 小时全部用来睡觉和吃奶，很多孩子每天大约睡 20 小时。因为在妈妈肚子里过了那么久不分昼夜的生活，出生后总得需要些时间来适应昼夜现象。所以，其实新生儿出现日夜颠倒的现象是情有可原的。要让孩子尽快适应"白天阶段"，可以试着白天睡觉时不刻意弄暗室内光线或降低音量，或者把宝宝放在婴儿车里睡，带宝宝出门走走。

很多两三个月的孩子，抱着时明明睡得很熟，但是往床上一放，马上就醒过来。所以家长会误以为自家宝宝一定要抱睡才能入睡。其实这并不是宝宝对抱睡有依赖，而是因为其掌管身体平衡系统的前庭觉较为敏感，能敏锐地感觉到身体的变化。同时孩子对温度的感觉也较为敏锐，家长的臂弯是有温度的，而床上是冷冰冰的，这些都会让他们感觉到不适。

这个阶段还有一个至关重要的问题，就是孩子浅睡眠与深睡眠之间的转换。一般是 40 分钟左右的浅睡眠，搭配 15~20 分钟的深睡眠，然后再进入浅睡眠。

浅睡眠阶段，孩子会不断地动来动去、哼哼唧唧，甚至哭几声，其实这些都是正常表现，完全是无意识行为。这时只要在宝宝身边耐心观察，在背上轻拍或者靠在他身边，让他感受到你身体的温暖就够了。如果这个阶段一看到孩子动，就马上抱起来，反而会惊扰其睡眠。

半岁左右的孩子，能敏锐地捕捉到光线的变化，在傍晚光线逐渐变暗时，可能会因为恐惧而开始哭闹。如果父母再因为心烦，把他（她）晾在一边，这会对孩子造成极大的心灵伤害。

　　曾经看过有人分享育儿经验，说孩子晚上闹觉的时候，妈妈要坚持立规矩，比如哭 10 分钟、抱 5 分钟，循环反复。但我想说，这也许是个馊主意。太过狠心不说，这会让孩子产生不安全感和分离焦虑，孩子自然会用一切方法让自己保持清醒，哭闹就是他们能掌握的最好方法。而且如果这是个执拗型宝宝，只会让其哭的时间越来越长，最后甚至可以哭一整夜，到时候要怎么办？

　　这个时候最好的做法是，当天色开始变暗后，及时把房间的灯打开，让他不太能感受到光线的变化。等他安心地睡着后，再逐步把灯光调暗。孩子在飞速成长，一段时间以后就不再对光线变化敏感了。

　　过了 8 个月的宝宝就会做梦了，有时候会在梦里被吓到，然后又没有清醒过来。用老人的话说，这叫被梦魇住了，这是每个孩子成长过程中都会经历的。如果孩子白天被吓到或临睡前玩得太兴奋，都可能导致"噩梦"。这时可以打开灯，温柔呼唤孩子的名字使其清醒，安抚情绪，再配合宁心安神的按抚手法，很快就会没事了。

　　对于再大一些的孩子，我们说回安宁。这孩子的作息时间完全是恶性循环——为什么早上 10 点钟才起来，因为晚上 12 点钟才睡。又因为 10 点钟作为一天的起点，所以之后的午睡时间都要顺延，从而造成了这个恶性循环。

　　怎么寻找解决问题的突破口？对于安宁这种情况，首先以保证夜间睡眠时间充足为前提，通过缩短午睡时间，以提前唤醒的方式为切入点，让午睡控制在 1 小时即可。待作息完全正常后，午睡再恢复为 2 小时。

要在天色暗下来后，就给孩子营造睡眠的气氛和暗示。平和固定的睡眠流程，会有效地让孩子形成条件反射，进入睡前准备状态，从而达到催眠的效用。所以，不要轻易被标榜着"尊重"孩子习惯的言论束缚了自己。作为父母，有义务给孩子制订科学合理的睡眠计划，尤其是你的孩子现在根本没有健康的睡眠习惯的时候。

激烈的室内外活动尽量安排在白天，如果晚饭前还没有结束这一切，早睡不太容易实现。晚饭不要让他吃得过饱，临睡前，洗一个舒服的温水澡。可以 8 点开始洗澡，然后进入临睡前的仪式性活动，如喝奶、刷牙、亲子阅读、唱催眠曲、互道晚安，把孩子抱在怀里，轻轻地摇晃或亲吻，按捏他的小手小脚，让他感受父母的爱抚和身体的接触。睡前活动要轻松宁静，不要使其处于一种亢奋状态。另外，使用电子设备，对孩子的睡眠也会有影响。

还有就是全家早睡！孩子不按时睡觉，恐怕身边的成年人也有不可推卸的责任。我一直说，父母是孩子的映射和参照，很多孩子不睡觉，是因为他们看着父母夜深了还在追电视剧、玩手机、打游戏，自然会效仿而迟迟不肯睡去。

父母催促孩子去睡觉，孩子会不会感觉自己受到了不公平待遇？不肯睡，会不会是一种抗议？我不确定。但肯定的是，早睡的获益者不仅仅是孩子，我们一起都行动起来，问题也许很好解决。

对于那些不安稳、不易入睡的孩子，可以给他（她）做一下头面部放松的手法：先开天门 100~200 次，推坎宫 100~200 次。按揉太阳穴 1~2 分钟，力道不要重，很舒缓地做。最后可以配合按揉百会 1 分钟左右。切记，宝宝太小，囟门还没有闭合时，千万不要按揉百会。

正常情况下，小儿睡眠时，一般是安静舒坦、头部微汗、呼吸均匀而无声的，有时小脸蛋上会呈现出各种表情。而当孩子身体不舒服时，睡眠首先会出现异常情况。

比较常见的情况是，近几日入睡困难，睡着后反复折腾，还伴有口臭、呼吸急促、腹部胀满、口干、口唇发红、舌苔黄厚、大便干燥等症状。这个时候，就要考虑是不是孩子吃得太多、肚子不舒服、胃有宿食、脾胃不和的缘故，所谓"胃不和，卧不安"。此时按抚取穴应调整为：揉板门 300~500 次，运内八卦 300 次，清心经 200 次，清肝经 200 次，开天门 100 次，摩囟门 200 次，捣小天心 100 次。如此配穴有很好的安神定志、消食导滞的作用。

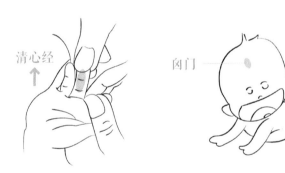

清心经

囟门

　　孩子的心灵是敏感的，是为着接受一切好的东西而敞开的。如果诱导他们学习好榜样，鼓励仿效一切好的行为。那么，身上的所有缺点就会逐渐消失。孩子的许多烙印，都是成人无意间烙下的。

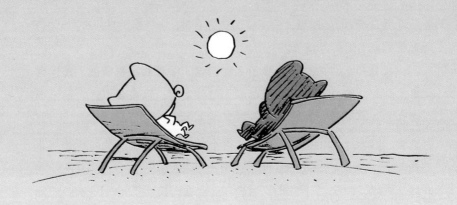

孩子眼里有太阳

　　近年来，我国近视低龄化趋势十分明显，青少年近视总体发病率在 50% 以上，到高中阶段大概接近 80%。视力和学习密不可分，因视力问题而被误判为学习障碍、多动症或阅读障碍的孩子，大有人在。父母应该帮助孩子从小培养爱眼、护眼意识，使孩子拥有一双健康的眼睛，拥抱这个光明多彩的世界。

　　一般引起孩子近视的原因有两类，一类是遗传，另一类是不良生活方式。其中，生活方式导致视力下降的占多数，是最常见的引发儿童近视的原因。

很多 0~6 岁的孩子每天都在被动或主动地接受大量视觉信息。在这一眼部发育最快的阶段，长时间处于近距离精细视觉环境中（如看电视、玩平板电脑和手机、画画等），极容易发展成近视。并且，平板电脑和手机的 LED 背光源亮度很高，是普通电脑屏幕的 4 倍。离眼睛非常近时，强光就会直接且集中地照入人眼，瞳孔要不断进行收缩以适应光源的变化，从而造成孩子眼睛调节力的下降。

通常儿童视力疾病最好的治愈期是在 6 岁之前，如果错过了最佳治疗期，治愈的概率会大大降低。孩子视力异常，会有一些明显的征兆，父母要主动询问孩子，并从一些细节上观察，发现异常应及早带孩子到医院检查。

例如，看电视、电脑、书的距离会不自主地靠得很近，经常眯着眼睛看，或对视觉活动特别不感兴趣；看东西总是歪着一侧头去看，常抱怨看不清楚，很容易撞倒东西；近期突然出现揉眼睛和皱眉的习惯性动作。

孩子经常头疼也是眼部疾病的信号之一。因为视觉中枢在人的大脑皮质上，如果人们出现散光、用眼过度，很可能出现头疼症状。

该如何预防孩子近视？

首先是培养良好的用眼习惯，避免长期近距离用眼。看书时，书本跟眼睛保持 30 厘米左右。不要趴在桌子上或者躺着看书，不要走路看书。提醒孩子端正读写姿势，用眼 30 分钟左右（不要超过 1 小时）就要休息放松一会儿。

更要减少孩子看电视和玩电子产品的频率，不要过早让孩子接触电子产品。约束孩子使用手机等电子产品的时间，每次不超过半小时，全天不超过 1 小时。多去室外活动，向远处眺望，引导孩子努力辨认远处的一个目标，放松眼部肌肉。

父母需以身作则，尽量不要在孩子面前使用电子产品。注重与跟孩子的交流和沟通，让他们的生活丰富起来，春天踏青、夏天听雨、秋天登高、冬天滑雪，这些都是比平板电脑更能打开孩子"视界"的亲情互动。

孩子的小手经常玩得脏兮兮的，要教会他们不可用脏手揉眼睛，要勤洗手。眼睛是人体中最容易受外界刺激的器官之一，用脏手揉眼睛会把一些病菌、病毒，甚至沙粒、虫卵带进眼里，引发炎症。

除了卫生习惯，还要有良好的饮食习惯来配合。研究表明，食用过多甜食的孩子易患近视，因此适当控制甜食的摄入量，有利于预防近视。在日常饮食中，可以适度补充富含维生素 B_1 的食物，如新鲜奶制品、动物肝肾、蛋黄、胡萝卜、香菇、紫菜、芹菜、橘子、柑、橙等。

定期带孩子做视力检查，发现问题尽早矫正。6 岁以前是矫正视力的黄金时段。一般每 3~6 个月带孩子做一次检查。

此外，对眼睛的防护很有必要，绝对不要直视太阳。如果不注意，会损伤角膜上皮，而且会对视网膜黄斑造成灼伤，甚至为白内障等严重眼疾埋下隐患。优质的太阳镜对阻挡紫外线非常有效，或者戴一顶帽子也是聊胜于无。

父母在发现孩子近视时，不要急于给他（她）佩戴眼镜，要区分孩子是属于真性近视还是假性近视。真性近视是不可逆的，只能通过矫正来提高视力，而目前近视矫正被证实有效的方式是戴眼镜和手术两种。

　　至于假性近视，眼球前后径并没有加长，眼球结构也未发生变化，仅仅是生理功能的改变，所以，一般不要佩戴眼镜。经过及时治疗和注意保护，使睫状肌放松，视力可以逐步恢复正常。

　　针对假性近视可以用热敷手法配合小儿按抚。热敷可以明目，活化眼周、眼内血液循环，热敷以后再针对眼周的各个穴位进行按摩。因为"肝开窍于目"，眼是肝的开窍之处，而肝要疏泄条达。眼睛周围穴位按揉以后，还可以配合循经按摩经络。先按揉膀胱经，再疏通肝经、肾经，就可以达到聪耳明目的目的。

　　具体操作时，让孩子仰卧，也就是平躺，面部朝上。用温热的毛巾，先给孩子把眼睛热敷一下。热敷以后，家长以两手拇指从印堂开始，沿眉向两侧分推至太阳穴处，反复操作 1~3 分钟。然后家长再用两手拇指从内眼角，经下眼眶轻抹至太阳穴，反复操作 10~20 次。

　　此操作结束以后，按揉太阳、攒竹、睛明、鱼腰、四白穴，每穴 1 分钟。按揉风池穴 10~20 次。最后让孩子趴着，家长以大拇指按揉后背的膀胱经，然后疏通腿部的肾经、肝经。每天坚持 1~3 遍。

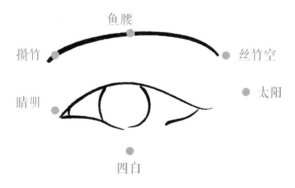

　　各位家长还可根据自己孩子的情况，进行随证的加减。如果孩子平时自诉有双目干涩、眼眶胀痛的情况，就可以增加按揉肾俞、肝俞2分钟，按揉百会100次，补肾经、补肝经各300次。如果是孩子体质较差，脾胃也比较虚弱，可以加强按揉脾俞、胃俞穴各1分钟，摩中脘20次，按揉三阴交穴1分钟。

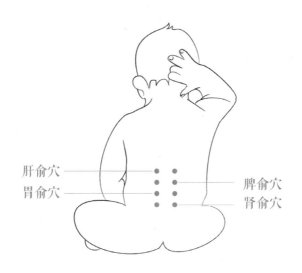

肝俞穴

胃俞穴

脾俞穴

肾俞穴

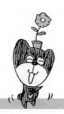

　　家庭是父亲的王国，母亲的世界，儿童的乐园。

——爱默生

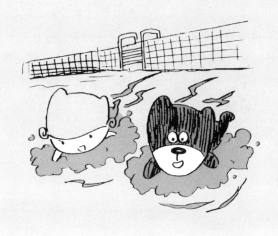

捏捏脊背身体棒

捏脊疗法最早见于晋代葛洪《肘后备急方·治卒腹痛方》："拈取其脊骨皮，深取痛引之，从龟尾至顶乃止，未愈更为之。"其中的捏"脊骨皮"就是我们所说的捏脊法。原文是用于指导治疗成人腹痛的，后在明清时期将其用于小儿按抚治疗疳积、腹泻，并日趋成熟，所以至今为止捏脊法在小儿科中应用较多。

其以中医脏腑、经络学说为理论依据，以督脉为中心，通过捏拿刺激达到调理阴阳气血、扶正祛邪的目的。人体背部的正中即为督脉，督脉的两侧均为足太阳膀胱经的循行路线。而督脉和膀胱经，恰恰是人体抵御外邪的第一道防线。

现代医学认为，最简单又实用的捏脊能够疏通经络，刺激人体的自主神经干和神经节，通过复杂的神经体液因素，提高机体免疫功能，并整体、双向地调节内脏活动，从而防治多种疾病，如反复呼吸道感染、厌食、积滞、便秘、遗尿等。对提高小儿脏腑生理功能，增强儿童体质及抗病能力，非常有效。

其实，捏脊法在成人调理亚健康、调治慢性病方面也大有可为。对于虚性体质常见的疲乏、消瘦、失眠、食欲不佳、消化不良、怕冷、易感冒、肩背腰疼痛都有很好的效果，各种文献报道中的适用范围则更为广泛，将它誉为调理虚性体质的"金钥匙"也不为过。所以说，捏脊方便无创，安全有效，适用范围广泛，适合家庭保健。

不同年龄捏脊方法不同，四季更替体质差异取穴亦有别，同时婴幼儿受四季气候影响易发病种也有所不同。

春三月，孩子对温差骤变的适应力差，多发呼吸道疾病及过敏性疾病；夏三月，儿童心火亢盛，脾土受困，易发夏季热、厌食、腹泻、暑温等病；秋三月，肺金当令，肺喜润恶燥，秋燥天气易有燥咳、腹泻；冬三月，天气寒冷易发呼吸道疾病。

另外，我们将小儿体质分为正常质、痰湿质、内热质、气虚质、气阴两虚质等不同类型。临床中发现痰湿质小儿易患咳嗽、肺炎喘嗽、积滞、厌食等疾病；内热质小儿易患扁桃体炎、口疮；气虚、气阴两虚质小儿易患反复呼吸道感染、病毒性心肌炎等多种疾病。

所以提倡在给小儿捏脊基本手法的基础上，针对不同季节、不同体质小儿的易发疾病增加按揉相应穴位，以预防或减少各种疾病的发生。

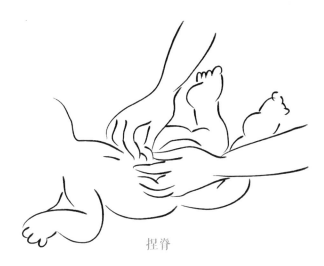

捏脊

　　捏脊的基本操作方法：家长双手手握空拳，沿脊柱两旁，用拇指指腹与示指、中指指腹对合，夹持肌肤，拇指在后，示指、中指在前；然后示指、中指向后捻动，拇指向前推动，边捏边从尾骶部开始向项枕部推移，一般捏到大椎穴，也可延至风府穴。

　　不同年龄捏脊方法不同。针对0~3岁的孩子第2遍和第4遍三捏一提，反复5遍，自下而上单程为一遍。

　　不同季节也要增加不同穴位。从立春时，在常规捏脊的基础上加揉按肝俞、肺俞，以平肝防感；立夏起，在常规捏脊的基础上加揉按心俞、小肠俞，以清心去火；立秋时，在常规捏脊的基础上加揉按肺

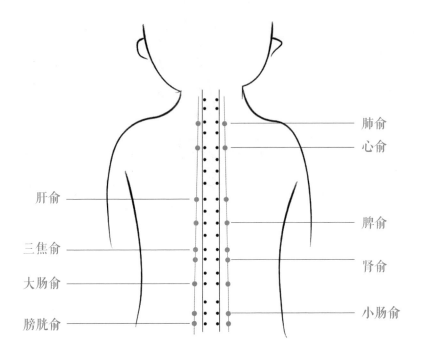

俞、大肠俞，以清肺止泻；立冬起，在常规捏脊的基础上加揉按肾俞、膀胱俞，以补肾固阳。

不同体质加揉不同穴位。痰湿体质，在常规捏脊操作的同时加三焦俞、脾俞以健脾化痰；内热体质，加肝俞、心俞、大椎以清热；气虚体质，加脾俞以健脾益气；气阴两虚体质，加脾俞、肝俞以益气养阴。

捏脊疗法操作简单，在早晨起床后或晚上临睡前进行疗效较好，饭前饭后半小时都不适宜做。家长双手需干净暖和，指甲短滑（可以涂抹润肤油），孩子要露出整个背部（天气冷，家长的手伸到衣服里面也可以），力求背部平正，肌肉放松。每次捏脊时间不宜太长，以 3~5 分钟为宜。施术时室内温度要适中，手法宜轻柔。孩子背部皮肤有破损，患有疖肿、皮肤病时要暂停。

　　按摩抚触不仅是一种简单易行的疗法，更是一种非常好的亲子互动，不仅能够把浓浓的爱带给孩子，减少生病的机会，孩子也会在爱的包围中被融化、被感动，再用爱来回应，真是一举多得。恳切地希望每位父母能行动起来，多学一些小儿按抚。在身体上多抚触孩子，从每个穴位和每寸肌肤开始吧！

　　　无论以后外在的指标，职业、功绩、财富、配偶、人际关系多么重要，童年记忆特别是幼年记忆，将成为孩子最深层的源代码陪伴他们的一生。

附 小儿标准经络穴位图

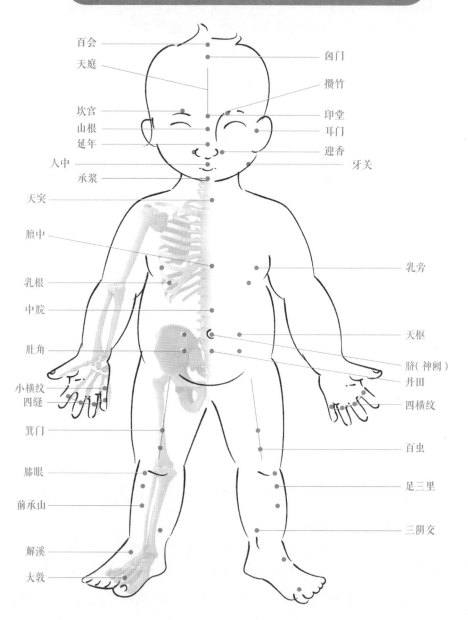

百会 — 囟门

天庭 — 攒竹

坎宫 — 印堂
山根 — 耳门
延年 — 迎香

人中 — 牙关
承浆

天突

膻中 — 乳旁

乳根

中脘

肚角 — 天枢

脐(神阙)
丹田

小横纹
四缝 — 四横纹

箕门 — 百虫

膝眼 — 足三里

前承山 — 三阴交

解溪

大敦

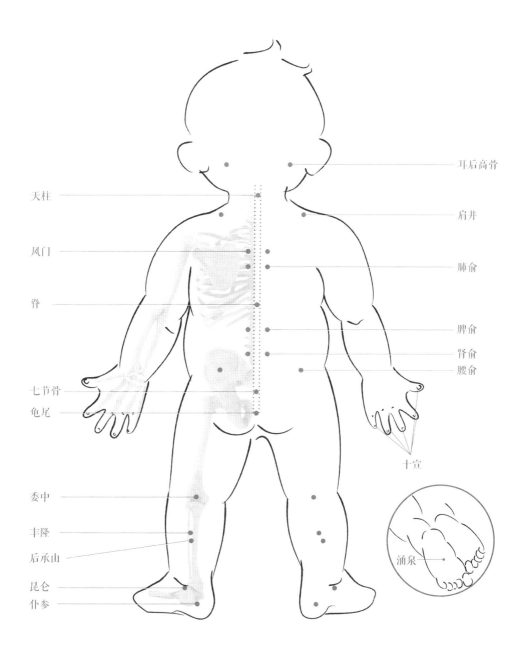

耳后高骨

天柱

肩井

风门

肺俞

脊

脾俞

肾俞

腰俞

七节骨

龟尾

十宣

委中

丰隆

后承山

涌泉

昆仑

仆参

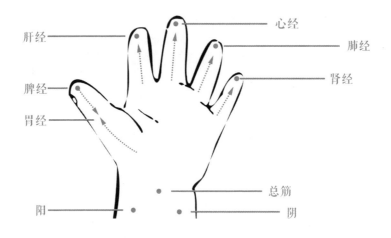

肝经　　　　心经

脾经　　　肺经

胃经　　　肾经

总筋

阳　　　阴

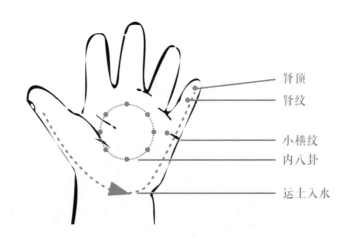

肾顶

肾纹

小横纹

内八卦

运土入水

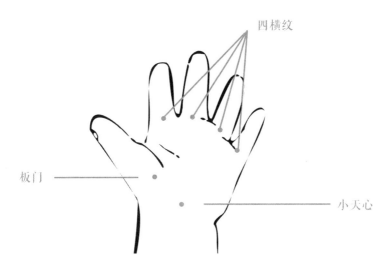

四横纹

板门

小天心

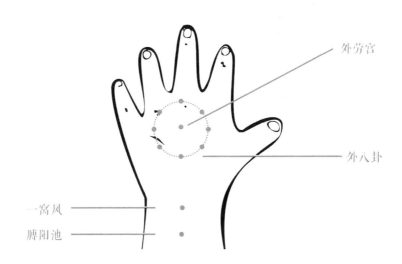

外劳宫

外八卦

一窝风

膊阳池

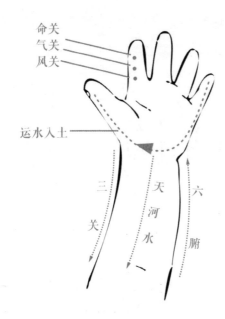

命关
气关
风关

运水入土

三关

天河水

六腑

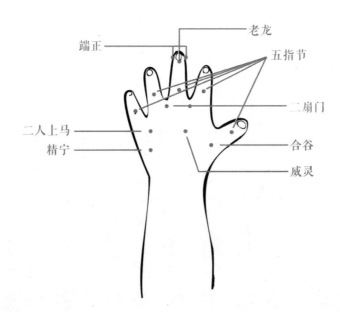

老龙

端正

五指节

二扇门

二人上马

精宁

合谷

威灵